Manchmal ist Schmutz der Sternen-Staub der Veränderung

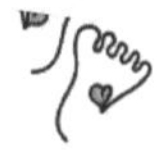

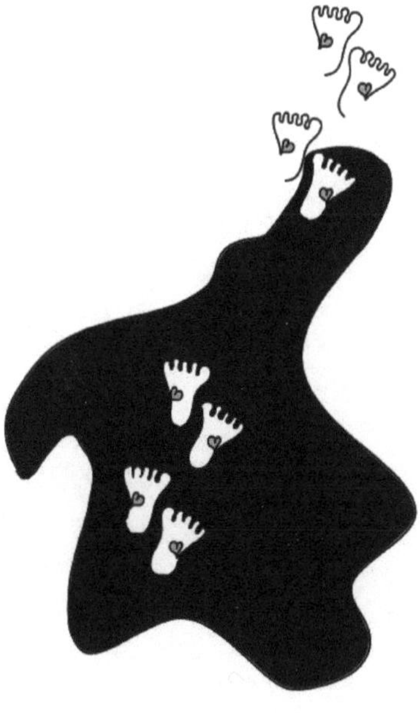

Schwarz + Weiß =

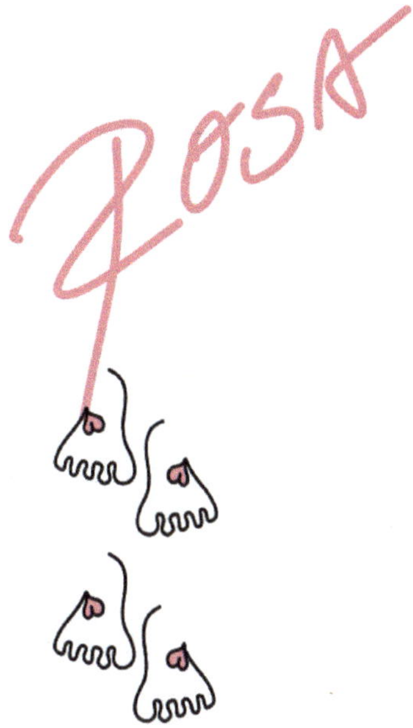

Claudia Berninger

Erstveröffentlichung 2023

Bewusstseinsarbeit ist
– richtig verstanden –
lebenslang
und die wahrhafte
Sinnesfindung

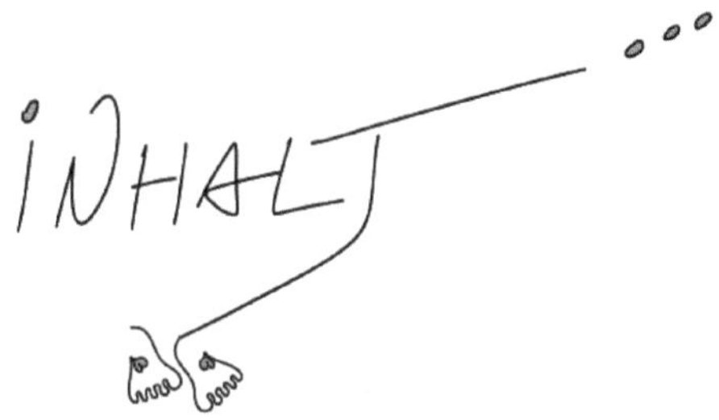

Widmung **9**

Ein Buch für DICH **11**

Dieses Buch – eine Herzensangelegenheit 13

Wieso dieses Buch? 15

Der etwas andere Disclaimer 19

Zu diesem Buch 23

Deine Körperwelt **27**

Unser Immunsystem 29

Unser Herz 31

Unsere Augen 35

Unser Brustbereich & Unsere Rippenbögen 39

Unser Solarplexus & Nervensystem 45

Unser Kopf 49

Unsere Nase 53

Unser Atlas 59

Unsere Schilddrüse 63

Unsere Schultern und Arme 67

Unsere Hände und Finger 71

Unsere Wirbelsäule 75

Unsere Hüfte 79

Unser Iliosakralgelenk 83
Unsere Knie 87
Unsere Füße 91
Unsere Hypophyse 95
Unsere Zirbeldrüse 101
Unsere Gebärmutter 105
Unser Becken 111
Unsere Geschlechts-Merkmale 115
Unsere Zähne 121
Unsere Leber 125
Unsere Gallenblase 129
Unsere Haut 133
Unsere Lunge 137
Unser Zwerchfell 141
Unser Magen 145
Unser Darm 149
Unsere Bauchspeicheldrüse 153
Unsere Milz 157
Unser Blut 161
Unsere Nieren 165
Unsere Blase 169
Unsere Ohren 173
Unsere Hormone 177
Unsere Mandeln 181
Unsere Lymphe 187
Sinn und Praxis 193
Nach diesem Buch 195
Deine Fußmassage 197

Auf die Füße **201**

Vor der Massage auf ein Wort 203

Fuß - Oberseite 205

Rechter Fuß 206

Linker Fuß 207

Fuß - Außenseite 208

Fuß - Innenseite 209

That's me **211**

Danke ist schnell gesagt ... **213**

Quellenverzeichnis 214

Impressum 215

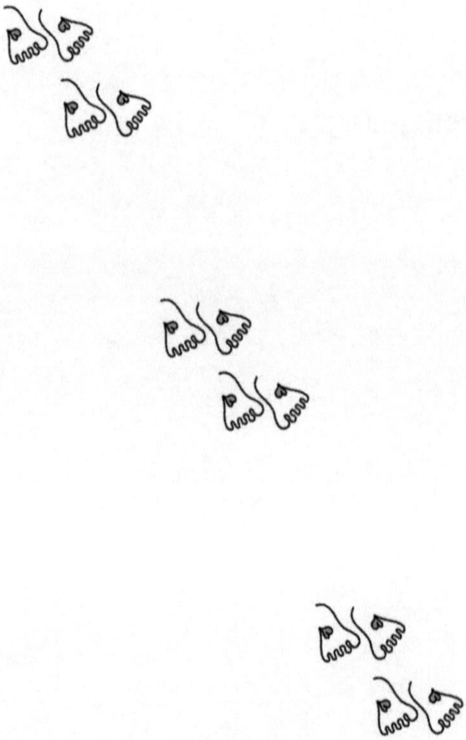

Widmung

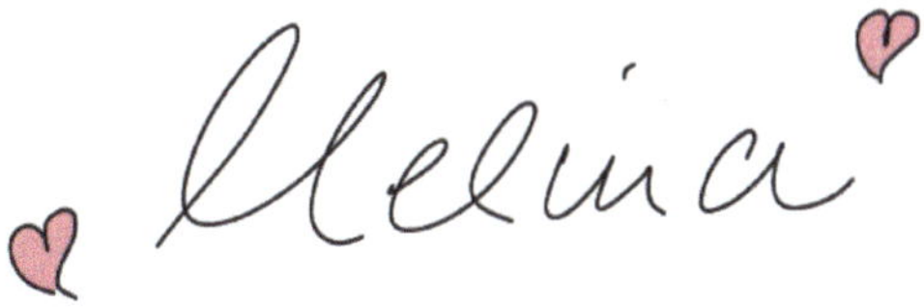

Das Schönste und Wichtigste, das mir im Leben `dazwischen`-gekommen ist: Meine Tochter Melina

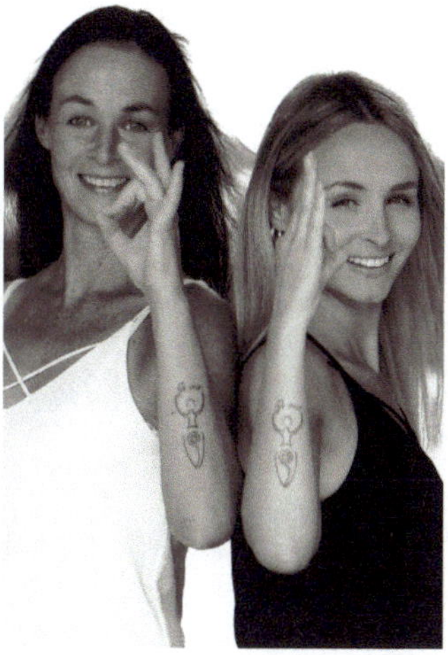

Foto by René Sputh

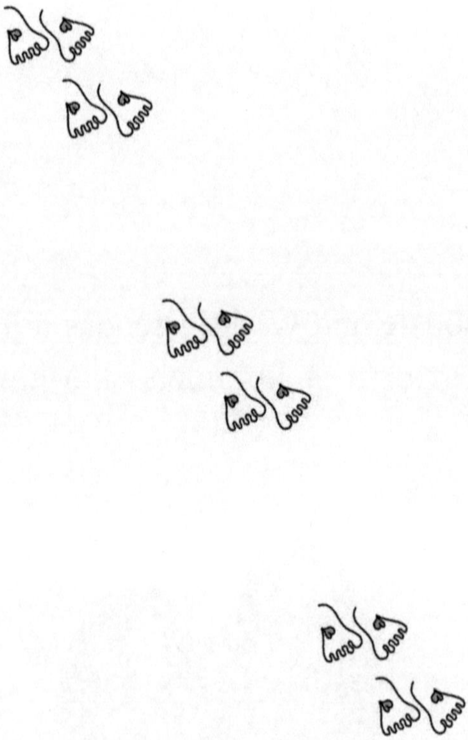

Ein Buch für DICH

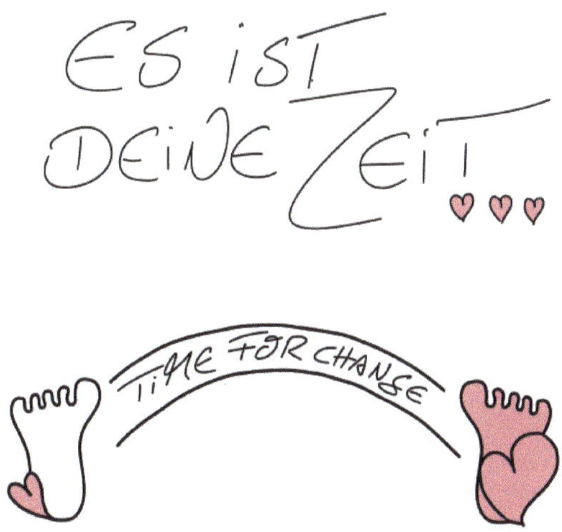

Unser Körper steht jeden Morgen ungefragt mit uns auf, während unser `Bewusstsein` schon längst wieder am Ende des Tages angelangt ist …

Dieses Buch – eine Herzensangelegenheit

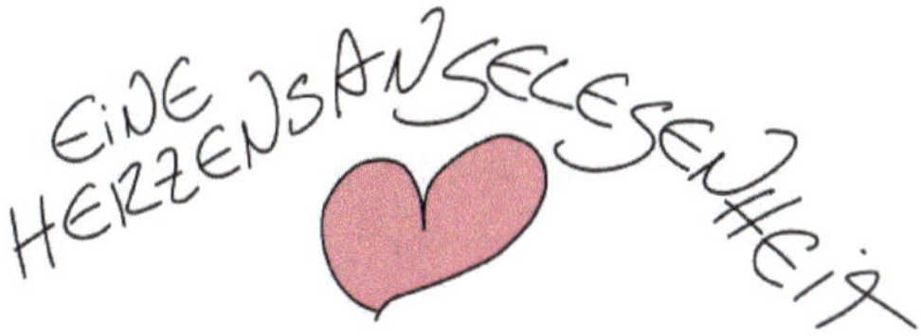

Manche Momente **im Leben liegen weit zurück, bis wir sie wahrhaft verstehen und sie unserer Zukunft einen gegenwärtigen** Sinn **geben …**

Einer dieser wichtigen Momente „begann“ für mich vor über 40 Jahren, mit ein paar Zeilen, mitten in einer wunderschönen Geschichte, die für mich wahrhaft unendlich hätte sein können.

„Es gibt Menschen, die können nie nach Phantasien kommen, […] „und es gibt Menschen, die können es, aber sie bleiben für immer dort. Und dann gibt es noch einige, die kommen nach Phántasien und kehren wieder zurück. So wie du. Und die machen beide Welten gesund.“

*Aus „Die unendliche Geschichte“ *1*
Michael Ende

Im Hier und Jetzt wieder anknüpfen zu dürfen, die Erfahrung von vielen Jahren mit euch zu teilen, sehe ich als großes Geschenk. Ich nehme euch auf eine Reise mit, die in vielerlei Hinsicht immer wieder diese Balance – *zwischen* den `Welten` – sucht.

Es ist die Geschichte unseres Körpers – tief-sinnig ergründend – bis hin zu unserem inneren Wesen. Unsere Körpergeschichte weit gespiegelt in die Geschichte unserer `Welt` und wieder `zurück` zu dem, wie es einst `gedacht` war. Eine Geschichte unserer Loslösung von allem – hin zu unserem **Sein** `dazwischen`!

Als Balance und Hilfe dient unser Humor, der uns von jeher gegeben ist und den wir zurückerobern sollten. Dass unsere `Welt` nicht nur `schwarz` oder `weiß` ist, lässt sich wunderbar über die Füße begreifen. Da sie zumeist sehr nah dran sind, haben die Füße bereits Gewissheit, wo der Kopf nur eine Ahnung hat. Die `Crux` liegt mittig.

> Knüpfen wir Sinn-volle Verbindungen für ein gesundes Miteinander ...

Wie? Nun, das wird eine längere, aber keine unendliche Geschichte – versprochen!

Wieso dieses Buch?

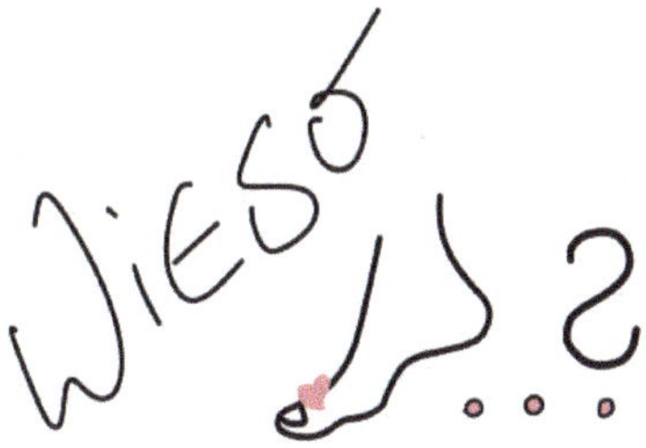

Um den Körper zu verstehen, **musst du ihm** nah **sein**

Dieses Buch ist weder eine „Doktorarbeit“ über Organe, noch hat es den Anspruch, allgemein gültiges Gedankengut zu sein.
Mein Wunsch ist es, dass jeder, der dieses Buch liest, sich seiner phantastischen und einzigartigen inneren Welt bewusst wird, diese fühlen lernt und seinen Geist individuell erweitern kann. Vieles, was du in diesem Buch über die Welt der Füße erfährst oder erfühlst, entspringt meiner gefühlten Erfahrung.

Dass wir unserem Körper (wenn überhaupt) oft nur die Grundsicherung gönnen, den Geist eher mit Fast-Food-Informationen füttern und uns unseren sensiblen Sinn mit der „energetischen Milchschnitte“ verhunzen – womit wir unserer Seele dann endgültig in die Sinnlosigkeit verhelfen – zieht sich wie ein unguter roter Faden durch meine langjährige Praxiserfahrung.
Des Fadens Ende: Mittendrin befindet sich unser inneres Wesen, das, ob dieser Mangelversorgung, vor sich hin hungert …
Statt das Leben in unseren Händen zu halten und unserer Seele – mit Ausdruck unseres inneren Wesens – Gestalt zu verleihen, halten wir uns – eher weniger seelisch – am Leben.

Es ist kein Geheimnis, dass wir mit unserer Aufmerksamkeit meist im Außen haften bleiben und uns so in einer Allgemeingültigkeit verfangen, die wenig Raum für Individualität lässt. Wir passen uns sogar immer mehr und freiwillig an, um mithalten zu können.
Im Widerspruch dazu steht der Wunsch, aufzufallen, um die Aufmerksamkeit zu erhaschen, die wir so dringend benötigen, um uns richtig und gut zu fühlen!

Dieser innere und äußere Kampf, der unser Funktionieren voraussetzt, ist nicht zu gewinnen – wenn man dies von außen betrachtet ;). Funktionieren ist für ein menschliches System immer der falsche Ausdruck, Leben zu verstehen und geht de facto an Nachhaltigkeit und persönlichem Wachstum vorbei. Erfreut darüber dürfte einzig unser Ego sein und sich in seinem bequemen Dasein bestätigt fühlen. Ebenso freut es sich über eine leicht verdauliche Dosis mentaler Beschäftigung, die wie Knabberzeug wirkt, recht viel-versprechend scheint und unser Denken (zeitweise) in eine angenehme Richtung lenkt. Unser Körpersystem allerdings, wird eine erdachte Lösung, wenn diese am Abgleich mit unserem inneren Plan (unserem wahrhaften Ziel im Leben) scheitert, aber kaum unterstützen. Durch unser Denken allein können wir nicht heilen ...
Es ist, als würden wir den Kopf um Hilfe bitten, wenn wir in die Hose gemacht haben. Dies wird – auch mit der hartnäckigsten Affirmation – nicht wirklich – tief-greifend – helfen. Das Gefühl wird eventuell irgendwann leichter, aber naja. Keine wirklich reine Lösung. Ähnlich verhält es sich, wenn wir auf Heilung von außerhalb hoffen. Nun, das führe ich in dieser Metapher nicht weiter aus ;). Das Gefühl des Malheurs ist der Schlüssel zu unserem tief-gründigen Verstehen und Handeln.

Übergehen wir die Welt unseres Körpers – dies tun wir im Übrigen auch, wenn wir den *Körper* als Problem betrachten – wird uns der Zugang zu unserem inneren Wesen verwehrt bleiben. So fehlt unser Fokus dort, wo es in uns wahrhaft heilen möchte.

Ich habe dieses Buch aus Sicht des Körpers (den ich untrennbar mit unserem inneren Wesen verbunden sehe) und dessen sensibler Welt geschrieben. Unser oft unterschätztes Körpersystem ist unser Zuhause und die Brücke zu unserem tiefen Heimat-Bewusstsein.
Unser Lebenswandel lässt (vielschichtig) an Verbindung, Verständnis und Wertschätzung für unseren Körper – und dadurch für uns selbst – vermissen.

> Die sinnvolle Verbindung unseres Wissens mit dem richtigen Gefühl, lässt uns - als entscheidende Instanz dazwischen - sein.

Nutzen wir unseren Körper sinnvoll und nehmen wir unsere Körpersprache noch wahr? Oder be-nutzen wir ihn nur, bis er uns sprichwörtlich den „Stinkefinger", ob dieser Ausbeutung, Missachtung und des fehlenden Kontaktes, zeigt? Wir fragen uns immerzu, wie *wir* uns mit unserem Körper fühlen und nicht, wie sich unser Körper mit uns fühlt. Die Kommunikation ist aus Körpersicht also eher eine Einbahnstraße. Oft gehörter Einwand: „Ich schau schon, dass es meinem Körper gut geht!" … Nachgehakt: Ist das wirklich so? Spüren wir wahrhaft dem Körper und damit auch uns selbst nach? Oder gründet dies eher in einer konditionierten Gutgehen-Haltung und bequemen Sichtweise? Der tiefere Blick lohnt sich!

Was uns wirklich *mit* unserem Geist reifen, unsere Welt leuchten und unser inneres Wesen „hüpfen" lässt, sind gefühlte Erfahrungen, *durch* und *mit* unserem Körper.
Nun: Gefühle machen uns oft, ihrer unkontrollierbaren Kraft wegen, Angst. Aber es ist diese Kraft, die uns genau dahin tragen kann, wo unsere Lösung liegt.

> Lass doch deinen Körper nicht nur Nebendarsteller sein, sondern deinen Partner in Crime …

Löse dich von deinem
Schmerz & genese...
Verstehe deinen Schmerz
& heile...

Der etwas andere Disclaimer

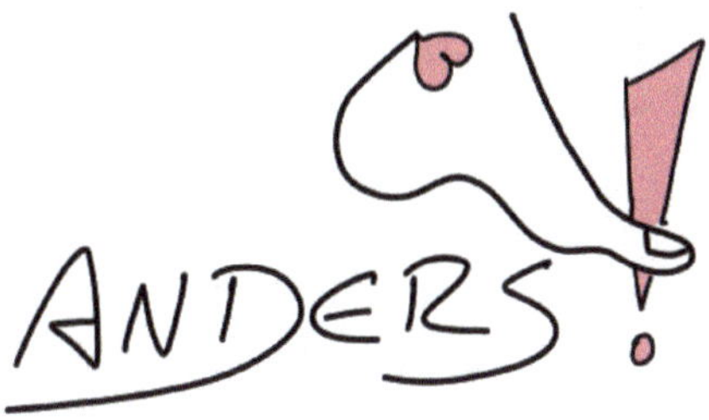

Heilung kannst du dir nur selbst versprechen

Ich widme mich in diesem Buch dem Körper und schreibe für ihn – aus seiner sehr persönlichen Sicht. Wo und wie unser Lebenswandel in ihm aufschlägt und sich dies für ihn anfühlt. Die vielen Wege, wie er sich uns gegenüber bemerkbar macht, veranschaulichen deutlich, dass unser Körper sehr wohl auch Ein- und Auswirkung auf unseren Geist hat. Das ist so gewollt und gut!

Gewiss lässt sich hierdurch nicht alles (allumfassend) erklären. Aber vieles ist unserem Lebenswandel und Nichtwissen über die tieferen Prozesse unseres Körpers – und den darin verborgenen Bedürfnissen unseres inneren Wesens – geschuldet.

Die gefühlte Verbindung zwischen unserem inneren Wesen, dem Körper und der Außenwelt, ist das, was uns als Menschen ausmacht, aber in unserer Zeit sehr oft verloren geht. Finden wir diese Verbindung wieder, so finden wir uns wieder und damit ein Verständnis für das, was wir benötigen.

Im Außen gespiegelt, findet sich diese Verbindung zwischen dem Menschen, der nach Lösung sucht und den verschiedenen Therapie-Angeboten, wieder.
Bei dieser Betrachtungsweise stehen der Hilfesuchende (als sensibles Wesen dazwischen) und die für ihn individuell richtige Heil-Methode, im Vordergrund. Der Mensch der sich hierbei selbst, als eigenverantwortlichen Mittelpunkt begreift, erfährt so ein authentisches Gefühl seines Selbst.

Es gibt Ereignisse in unserem Leben, die unseren Körper aufs Äußerste fordern. Um uns zu schützen, hält er diese schmerzhaften Momente, kaum mehr sichtbar und gut „verpackt", im Verborgenen fest. Dennoch wird auch er des Haltens müde und spätestens dann wird es für uns – meist ohne den direkten Zusammenhang zu sehen – schmerzhaft spürbar. Hier wirkt die Körpertherapie heilsam, mit einem wichtigen ABER!
Die Sensibilität und Erfahrung des Körpertherapeuten vorausgesetzt, sollte fachbezogene Hilfe parallel hinzugezogen werden. Da genau in diesen Fällen der hilfesuchende Mensch kaum mehr das Dazwischen wahrnehmen kann. Der Geist lernt so erstmal, den Körper zu verstehen, bevor es sich umkehren darf.

> Es gibt kein Richtig oder Falsch; auf der Suche nach Wegen der Heilung ...

Der Körper ist die ehrlichste Momentaufnahme des Lebens. Halten wir kurz inne und spüren ihm nach. Dann wird er uns das, was ist und was es braucht, sehr deutlich spiegeln. Aus meiner persönlichen Perspektive gibt es nicht DIE schnelle Heilung. Heil-Werden bedeutet: Verstehen, Integrieren und dem Leben zurück- geben.
Viele Heil-Angebote für unsere Genesung, korrigieren oder drücken das „Unangenehme" zurück. Dies nimmt uns vorerst die Symptome, was fürs Erste – keine Frage – recht oft auch existenziell ist.
Heilung ist das nachfolgende Angebot, das es anzunehmen gilt. Dies setzt unser tiefes Mitgefühl für uns selbst und ein Verstehen-Wollen voraus. Lernen wir, die Vielfalt an Möglichkeiten in unserer Zeit zu schätzen, und verbinden sie weise!

`Genesung ist heilsam, wenn wir sie als Option auf Heilung betrachten …`

Und last but not least: meiner eigenen Sicherheit wegen, nochmal gesetzeskonform ;):

„Ich gebe keine Heilversprechen. Dieses Buch dient ausschließlich der Aktivierung der Selbstheilung und unserer Kraft. Alles, daraus Resultierende geschieht auf eigene Verantwortung und ersetzt weder, eine Ärztliche Behandlung, Physiotherapie oder Psychotherapeutische Behandlung im medizinisch rechtlichen Sinne, noch ersetzt dieses Buch eine professionelle Ausbildung.“

Zu diesem Buch

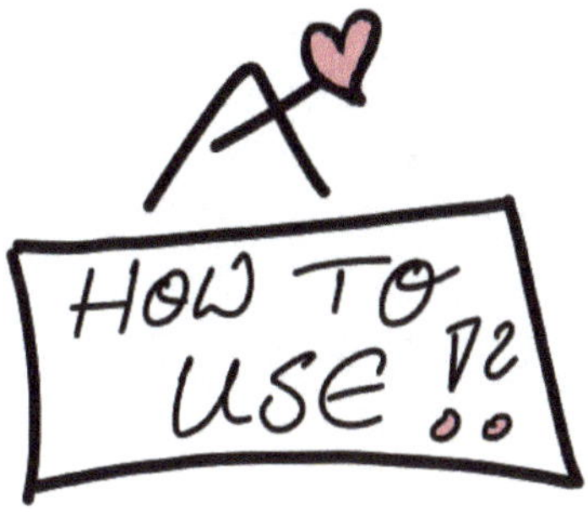

Folge deiner Intuition und nicht deiner Überzeugung

Zwickt es dich an der ein oder anderen Stelle, eignet sich dieses Buch ebenso zum Querlesen.
Es hilft dir hierdurch – auf leicht verständlichem Weg – einen Zugang zu dem eventuell dahinterliegenden Problem zu finden. Oder einfacher gesagt, ein Selbstverständnis herzustellen. Es wird auffallen, dass die Organe oder Körperzonen in ihren Aufgaben kommunikativ interagieren. Genau da liegt unsere Chance, den Blick dazwischen zu wagen und die – in diesem Moment für uns – wichtigen Informationen zu filtern.

Meine „Freunde“, die Gänsefüßchen und wieso das etwas Andere unseren Blick vertiefen darf

Der Sinn meiner Wörter und Sätze ist oft vielfältig, verlangt manchmal ein Augenzwinkern und wird von jedem, der sie liest, anders verstanden. Das ist so gewollt. Mir ist es wichtig, meine Leser und Leserinnen in *ihrem* individuellen Gefühl zu erreichen. Die Übergänge von unserer inneren Welt zu unserem Körper, unserer mentalen Haltung und darüber hinaus zur kollektiven Intelligenz, sind fließend. Genau dort, in diesen Fluss gilt es – individuell – hineinzuspüren. „Gänslich“ gefühlt dazwischen, mit der Option, zu tauchen. Mögen euch die Gänsefüßchen und die Wörter, die augenscheinlich nicht zum Text passen, auf eurer Reise durch mein Buch begleiten, bewegen und genauso viel Freude bereiten wie mir.

Die Sache mit der Bewertung

Mit unserem konditionierten Geist sind wir recht schnell in einer unserer Bewertungsschubladen. Auch für mich oft eine Challenge ;). Es wird gewiss einigen nicht gefallen, was und wie ich schreibe. Das ist ok. Dennoch ist es meinem Herzen ein Anliegen, dass jeder dem Grund seines Missfallens kurz nachspürt.
Es geht mir darum, Menschen zu bewegen. Die Richtung mag nicht immer angenehm sein. Dennoch bewegt es und generiert hierdurch Energie. *Wie* diese genutzt wird, hängt von der Entscheidung jedes Einzelnen ab.

Auch wenn dir dieses Buch hilft, nur EINE Gefühlsbrücke zu finden, kann diese die EINE sein, die dich zu dir selbst führt!

Es geht mir nicht darum, Systeme zu sprengen. Wenn das ein oder andere verstanden wird, entwickelt sich aus einem leichten Wanken eine neue Balance. Dieser Ausgleich wiederum hilft uns, aus einer freien Individualität heraus, der Welt unseren Beitrag zu schenken. Das wirkt nachhaltig und stärkt den wertvollen Zusammenhalt.

Meine Art zu schreiben …

… mag, trotz heller, bildhafter und zum Teil recht humorvoller Erklärung, dennoch manchmal dunkel und kaum erreichbar wirken. Genau in diesem Kontrast beginnt aber unser Tun. Uns in diesem Ungleichgewicht *fühlen* lernen, annehmen, um die Gewissheit für unsere Lebensweise zu finden. Wir selbst sind das Bindeglied und die Entscheidung. Wir alle schreiben die Geschichte unserer Welt.

Schaffen wir es, unserer inneren Welt die Aufmerksamkeit zu geben, die sie braucht, können wir **das** ins Außen transportieren, was **ES** braucht.

Die Karte deiner inneren Welt liegt dir zu Füßen ...!

„Fußmassage“, das klang für mich immer zu banal. Es ist so viel mehr, als *nur* die Aktivierung von Reflexzonen.
Die Füße sind wie eine Lebenslandkarte, deren Punkte einen direkten Kontakt – durch unsere Körperwelt hindurch – zu den dazugehörigen Organen und deren (unserem) tiefsten `Wesen` gewährt. Wie wir über diese `Brücke` unsere Lebensresonanzen erspüren können, erklärt sich wunderbar (aus Körpersicht) mit einer buchstäblichen Reise zu 38 Körperspots.

Deine Körperwelt

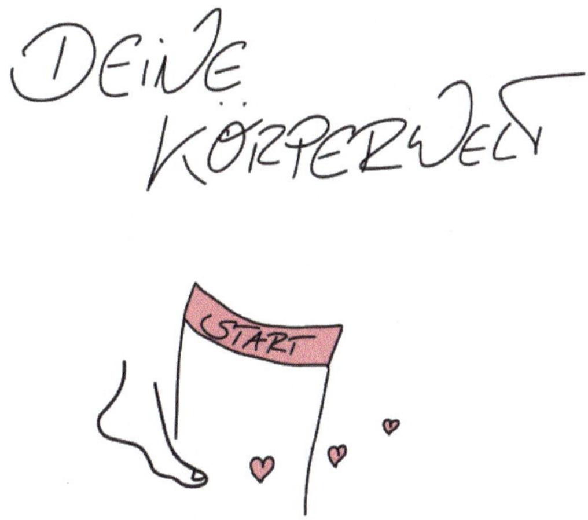

Nun leere deinen „geistigen Koffer" und nimm auf deiner Reise durch den Körper alles mit, was du nutzen kannst. Sei überrascht, wie leicht auch schweres Gepäck sein kann …

Unser Immunsystem

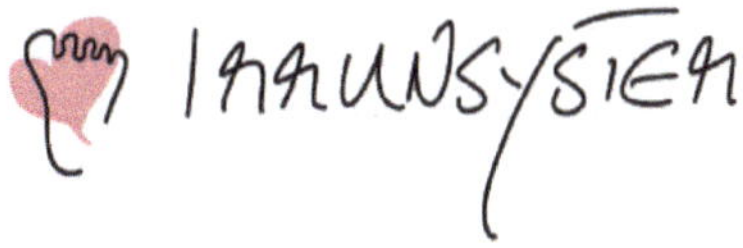

Zeit aufzuwachen, liebstes Dornröschen

Unser ganz persönliches Radar und Abwehrsystem.
Wenn es gut gepflegt und durch persönliche Updates in kraftvolle Bahnen gelenkt wird, übernimmt es wachsam und zuverlässig unsere Verteidigung als einer unserer stärksten Beschützer.
Übersehen wir in unserer geschäftigen Welt die kleinen, aber oft so wichtigen Dinge, oder bewerten an anderer Stelle wiederum über ein gesundes Maß hinaus, wird das unseren „Aufpasser“, in seiner für ihn klar definierten Aufgabe, verwirren.
Weder unser „aufgeräumtes“ Denken (zumeist hyperaktiv) trotz „unordentlicher“ Schubladen (in denen so einiges selig vor sich hin schlummert), noch der lässige Spruch: „Wird schon nicht ***so*** schlimm sein“, wenn es für den Moment passend ist, wird unserem Immunsystem, das klaren Linien folgt, verständlich sein.
Wenn es unsere Achtsamkeit und eindeutige Rückmeldung dauerhaft vermisst, läuft seine Wachsamkeit in eine eher wenig hilfreiche Impulskontrolle und lässt an anderer Stelle den Schutz vermissen.
Dennoch: Selbst wenn alles in uns schläft, bleibt unser Immunsystem weiter hellwach. Allerdings wird es ohne unsere Rückendeckung, so ganz auf sich allein gestellt, bald hinter jedem Impuls einen „Feind“ vermuten. Selbst wenn dieser in Form von Rosenblüten daherkommt.

Da sich unser Abwehrsystem fürs „Helikoptern“ auf Dauer weniger eignet, wird es sich aus dieser falsch verstandenen Verantwortung flüchten und letztlich auch an seiner ursprünglichen Aufgabe scheitern. Aus Angst vor jeglicher Überforderung verbannt es uns in eine Abgeschiedenheit, die uns den entspannten Dornröschenschlaf vollends verwehrt.
Denn nun wird das Immunsystem definitiv unsere Aufmerksamkeit haben und sich schmerzhaft und lästig bemerkbar machen. Wer hier auf den Prinzen fürs Wachküssen wartet, ist allerdings schlecht beraten :).

Selbst wenn alles um uns herum beruhigend (mit-)schläft, empfehle ich, unsere Füße flüsternd um Starthilfe zu bitten …

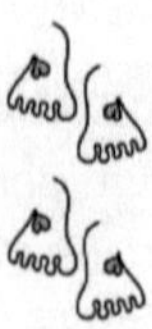

Unsere Füße bahnen uns den Weg in eine ruhigere Richtung, jenseits der wichtig geglaubten Kontrolle und Hektik.
Auf diese Weise, leise und flüsternd, wird uns die Rückbesinnung auf unser gesundes Wertesystem recht fix gelingen.
Unsere voreiligen Urteile wie: „Das ist schlecht“, oder: „Das muss gut sein“, werden langsamer und feinfühliger, und ändern sich mit der inneren Balance für das eigene Wohlbefinden in: „Das fühlt sich für mich richtig an!“. Die Sache mit der Bewertung im oder durch das Außen, wird dann eher uninteressant und durch unseren gesunden Radar- und Bewertungsassistenten im Burggraben hängen bleiben.

Wecken wir nun die Schlafmütze in uns auf, lassen uns mit aller Wachsamkeit von unserem Körper „Geschichten erzählen“, und zeigen ihm dann … was wirklich in uns steckt!

Unser Herz

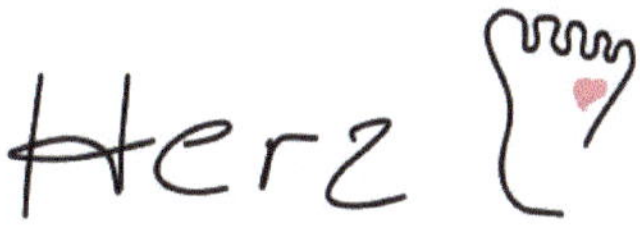

Dein Herz wird dir immer ein treuer Kompass sein

Unser Motor, unser Antrieb, autonom!
Ganz im Gegensatz zur Autonomie unseres Herzens, befindet sich unser Kopf in einem existenziellen Abhängigkeitsverhältnis zu unserem Herzen.Wird uns dies bewusst, können wir erahnen, was es bedeutet, wenn wir den Kopf, nur weil er uns durch sein Denken eine imaginäre Sicherheit bietet, über unser Herz erheben. Wir schenken einem System, das uns Sicherheit vorgaukelt, mehr Vertrauen als dem Organ, das uns tagtäglich in einem regelmäßigen Rhythmus versorgt und am Leben hält.
So „trampeln“ wir meist unbewusst über unseren so wichtigen Kompass hinweg und lassen damit gleichzeitig ein Stück von uns selbst zurück. Der Verlust dieses Kontaktes zu uns selbst wiegt schwer und hinterlässt über die Zeit Schatten, die uns dann in vielerlei Form unangenehm einholen. Zum Zeitpunkt des ersten Zurücklassens und Verlustes sind wir zunächst noch nichtsahnend, wie sehr Etwas in uns leidet. Die Gefühle, die mit diesem Kontaktverlust einhergehen, sind aus diesen Gründen für uns oft diffus und schwer zu verorten.
Unser oft so starres Denken ist uns bei dieser wichtigen Spurensuche nach unserem herzlichen Lebensrhythmus ebenso im Weg, wie die gedanklichen Vorwürfe, unsere Gefühle, die den Weg ins Vertrauen säumen, würden uns täuschen.

Das macht einmal mehr deutlich, nicht der Körper ist unser Problem, sondern **wir** sind das „Problem“ unseres Körpers…!

Packen wir **dieses** „Problem“ bei den Füßen und entstauben unseren inneren Kompass …

Da der Kopf zum Glück nicht ganz so weit vom Herz entfernt ist, können wir zwischen diesen beiden Instanzen recht schnell einen heilenden Austausch erreichen. Das Vertrauen auf der Gefühlsebene lernen wir nachhaltig über die Massage dieser Zone. Das Herz unterstützt unser gesamtes System und profitiert von der Massage jeder Zone gleichermaßen, die wir mit Aufmerksamkeit „bedenken“.
Zugleich löst eine regelmäßige Behandlung emotionalen Stress und hilft, ehrlicher mit kummervollen Gefühlen und belastenden Gedanken umzugehen. Der Herzbereich fühlt sich durch diese herzliche Zuwendung des sprichwörtlichen Steins befreit und vermittelt uns ein Gefühl von Leichtigkeit und einer Selbstumarmung.

Jedes unserer Gefühle ist an und für sich wahr und richtig. Gefühle täuschen uns nicht!
Für uns gilt es, allein den Auslöser zu betrachten und hier darf dann auch unser wacher Geist wieder glänzen und herzlich willkommen sein.

Meditation

„Herzgedanken" (gerne in Kombination mit der Yoga Übung): Lege dich auf den Rücken und atme erstmal bewusst zu deinem Herzbereich hin.
Stelle dir dann einen runden Raum mit einer riesigen Glaskuppel vor, in dem du auf dem Boden liegst.
Du nimmst diesen großen Raum über dir wahr und spürst mit jedem Einatmen, wie sich dein Brustbereich ausdehnt und sich dein Rücken mit dem Ausatmen entspannt. Spürst du deinen Herzschlag? Nun schaue dich in dem Raum um und suche deinen letzten Gedanken. Spüre zu deinem Herz und nimm wahr, wie es sich damit fühlt.
Ganz gleich, ob du den letzten Gedanken findest oder nicht, ob du Bilder, Gefühle etc. wahrnimmst, in diesem Moment bist du bei dir, bei deinen „Herzgedanken".

Yoga Übung

Lege dich auf den Rücken. Unter deinen Oberkörper und Kopf lege ein Yoga Bolster oder eine gerollte Decke. Das Bolster sollte bis zum Anfang der Lendenwirbel reichen. Die Arme breite neben dir aus, mit den Handflächen nach oben. Atme tief in den Brustbereich ein und entspanne Schultern und Arme mit dem Ausatmen.
Aktiver kannst du diese Übung im Schneidersitz, mit aufrechtem Oberkörper und ausgebreiteten Armen, gestalten. Rotiere dann die Oberarme nach außen und die Handflächen nach vorne. Ziehe mit dem Einatmen den Bauchnabel nach innen/oben. Mit dem Ausatmen lasse die Schultern sanft nach hinten dehnen.

Unsere Augen

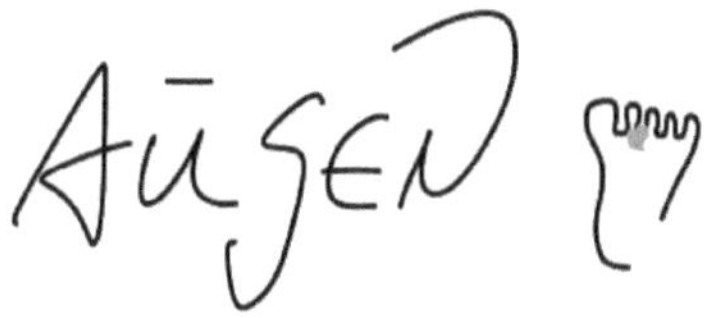

Wage den Blick in die Welt durch deine eigenen Augen

Wenn wir unser Gegenüber wirklich sehen wollen, gilt es einen Blick in die Augen zu wagen. Einen wirklichen „Augenblick“ kreieren wir mit der Bereitschaft, uns für diesen kurzen Moment ohne Vorbehalte einzulassen.
Genau das vermittelt und lehrt uns ein Blick in Hundeaugen. Die wertfreie Präsenz unserer treuen Vierbeiner fasziniert, ist aber weiter für uns nicht greifbar. Vielleicht ist es dieses Unbekannte und schwer Einschätzbare, das manche vor den Fellnasen zurückschrecken lässt. Verhält es sich bei menschlichen Begegnungen ähnlich, wenn uns etwas andersartig erscheint? Und fehlt uns dann der Mut, genauer hinzuschauen?

Unsere Augen helfen uns, die Welt mit all ihren Kontrasten und in ihrer Tiefe zu erkennen. Mit dem Angebot, für und mit uns selbst, einen sinnvollen Abgleich zu finden. Wenn wir wollen ;).
Betrachten wir die Welt wirklich durch unsere eigenen Augen und lassen unser inneres Wesen neugierig hindurch-blicken?
Im Gegensatz zu den Hunden, die wertfrei den Kontakt suchen und so besondere Momente kreieren, missfällt uns zu oft was wir sehen. Die Gründe, so vielfältig sie auch sein mögen, lassen in uns einen sinnlosen Kampf unserer persönlichen Maßstäbe mit der Ehrlichkeit unserer Augen entstehen.

Selbst wenn wir unsere Augen `verschließen`, bleibt doch ein Rest der Sehkraft erhalten, der uns durch alle Weichzeichner-Programme und durch die Oberfläche hindurch-`blicken` lässt.
Den scharfen Blick unserer Augen zu übergehen, gelingt somit eher schlecht. Sie stehen felsenfest zu uns und hinter ihrem Angebot.
Letztendlich übernimmt dann der Kopf den Part des Teufelchens, das uns gerne bei der Suche nach der passenden „Schublade" für die schnelle Erklärung oder Verdrängung hilft. Bleibt auch dies ohne Lösung, „benutzen" wir ihn, um unseren Blick schlichtweg abzuwenden. Hundebesitzer können spätestens dann manchmal den ungläubigen Blick ihrer Fellnase erhaschen, wenn wir uns unsere Welt zurechtbiegen, die für sie doch genau so gut ist, wie sie ist.

Der Grund, wieso uns die Sehschärfe `verloren` geht, lässt sich selten deutlich erkennen. Spätestens aber, wenn uns das Sehen schmerzt und die Welt vor unseren Augen verschwimmt, rufen unsere Augen nach Klarheit und fordern die Selbsttreue zurück. Des Fokussierens müde, freuen sie sich auch nicht wirklich über ein künstliches „Update", wenn auch – rein optisch betrachtet – der Blick weiser wirkt ;). Unsere natürliche Sehkraft wird dies sicher nicht ehren und fördern, da wir auch mit diesem `neuen` Filter weiterhin eine andere Sichtweise `unbesehen` im `Nebel` lassen.

Jeder Mensch kommt `sehend` auf diese Welt. Wenn unser Augenlicht von Geburt an, oder durch unglückliche Umstände fehlt, gleicht unser Körper dies sehr geschickt durch andere Sinne, die wiederum von Menschen mit gesunden Augen tragischerweise kaum genutzt werden, aus.

Für all jene, die sich für die Welt unserer Mitmenschen, die ohne Augenlicht ihre „Blicke" in die Welt richten, interessieren, empfehle ich das Event „Dinner in the Dark". Das hilft ungemein, die Sinne nicht nur für diese besonderen Menschen, sondern auch für sich selbst, wieder zu schärfen.

Fühlen wir für einen „lichtvollen Moment“ durch unsere Füße ins Dunkel hinein …

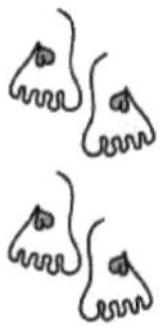

Wenn wir zurück zu unserem Körpergefühl finden, bringt das unweigerlich eine ehrliche „Sicht“ auf uns selbst und die äußeren Umstände mit sich. Wir sehen uns als verantwortliche Verbindung, die untrennbar mit der Lösung verwoben ist.
Ok, fürs Erste nicht zwingend sofort angenehm. Sehen wir aber genau hin und sind bereit, auch das Unangenehme in unserem Leben zu beleuchten, leuchten unsere Augen mit, als hätte jemand das Licht angemacht.
Wir wagen nun auch den Blick in unbekannte Augen und erkennen mutig, dass dadurch vieles Unbekannte in uns „beleuchtet“ wird … und Erklärung findet.

> Drum Augen auf; „Er-leuchtet" zu sein bedeutet nicht, auf einer Wolke von oben auf die Welt zu schauen, sondern ehrliche, weltliche Arbeit, die tief in uns beginnt und sich in unserem Gegenüber spiegelt.

Dies relativiert so einiges ;).

Meditation

Bring dein inneres Wesen zum Leuchten.
Setze oder lege dich entspannt hin, so wie es für dich angenehm ist. Atme ruhig, aber tief, mit geschlossenem Mund.
Nun stelle dir vor deinem inneren Auge vor, du wärst wieder ein kleines Kind. Schau dir selbst in deine Augen. Was siehst du? Leuchten deine Augen? Lächelst du?
1. Wenn ja, genieße diesen Augenblick, lächle mit. Bleibe ein wenig in dieser Situation …
2. Wenn nicht, frag, was du brauchst, um deine Augen zum Leuchten und dich zum Lächeln zu bringen. Vertraue deinem ersten Gefühl!
Es ist immer richtig und wichtig!

Öffne dann deine Augen und nimm wahr …

Yoga Übung

Schließe deine Augen und atme ein paar Mal ruhig ein und aus. Stelle dir dabei eine Uhr vor.
Nun öffne deine Augen und bewege sie im Uhrzeigersinn Stunde für Stunde. Bei 12 Uhr gehst du gegen den Uhrzeigersinn zurück. Dann schließe erneut die Augen und atme zweimal tief ein und aus. Dann verbinde gegenüberliegende Stunden: 1 und 7 / 2 und 8 / 3 und 9 usw. und wieder zurück.

Unser Brustbereich & Unsere Rippenbögen

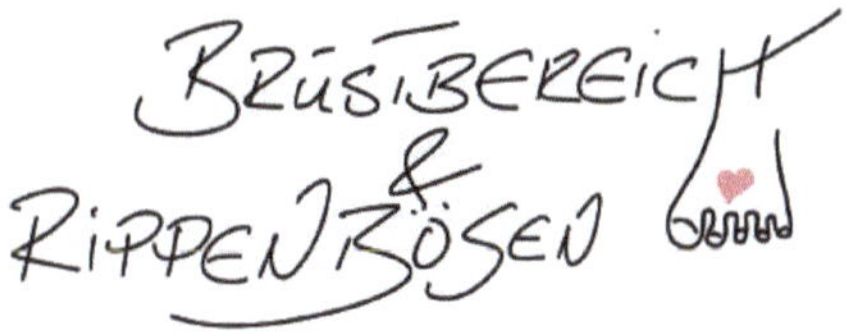

An jeder Emotion „hängt“ ein Gefühl

Dieser Bereich schützt und stabilisiert unser emotionales Zentrum, den Ort unserer Gefühle und des Ausdrucks unseres inneren Wesens. Diese sensible innere Welt will und kann sich so – in einem stillen geschützten Raum – und ohne die direkte Konfrontation mit der Außenwelt, frei entfalten. Es bringt viele Vorteile mit sich, wenn wir um diesen Raum und den Unterschied zwischen Schutz und einem einengenden Schutzpanzer, wissen. Dann gelingt ein progressiver Austausch unserer inneren Welt mit der Außenwelt. Der Übergang von unseren Gefühlen zu den (im Außen) gelebten Emotionen, bleibt im Einklang mit uns, fließend und hilfreich zugleich.
Da das Alltägliche, die Erwartungen an uns, oder aber auch die ein oder andere ungute Erfahrung, zumeist mehr Trennendes als Verbindendes mit sich bringt, haben es Gefühle und Emotionen, ganz zu schweigen von deren gesunder Verbindung zueinander, schwer.

Wie schon im „Herz“ beschrieben, verlieren wir uns recht schnell im Gewusel des Alltags, lassen (ausschließlich) den Kopf entscheiden und vernachlässigen unsere Gefühlswelt.
Unser inneres Wesen wird zurückgedrängt und von uns kaum mehr wahrgenommen. Ein wahrhafter Kontakt mit der Außenwelt wird

deshalb schwierig und unser zarter Anteil, der wesentlich für unseren Selbstausdruck ist, wird dort kaum sichtbar werden (können).

Diese innere Zurückgezogenheit zwingt unseren Brustkorb in die Enge, um den nahen Kontakt zu seinem „Schützling“ nicht zu verlieren. Reißt der Kontakt zu unserer Gefühlswelt dennoch gänzlich ab, sind unsere Emotionen auf sich allein gestellt. Das ist wie in der Geschichte von den „Zwei Königskindern“, die nicht mehr zueinander finden konnten, als die drei Kerzen als Wegweiser erloschen:

> Wir ertrinken blind in der Welt unserer Gefühle - schutzlos - und unsere Emotionen suchen verzweifelt ihren Anker.

Diese Dunkelheit, die dem Erlöschen der inneren Wegweiser folgt, führt entweder in eine resignierte Isolation, oder löst un-haltbare und wenig ein-leuchtende Emotionen aus.

Empfinden wir das als existenziell bedrohlich...? Per se (vorerst und oberflächlich betrachtet) nicht. Aus Sicht unseres inneren Wesens, das durch diese Gefühlsblindheit fröstelnd (in der Tiefe) um sein Dasein fürchtet, ist es das schon eher!

Nun liegt es an uns, zu entscheiden, ob wir auch unsere Geschichte in Dunkelheit weiterspinnen und unsere Emotionen „versenken“, oder ob wir eigene Kerzen als Wegweiser zu unseren Gefühlen entzünden.
Da aber die meisten von uns eher Flachatmer sind und es stressbedingt auch mal erlaubt sein darf, aus der „Haut zu fahren“, fällt der tief verborgene Überlebenskampf im alltäglichen Geschehen vorerst nicht weiter auf. Das WESENtliche in uns wird allerdings kaum leiser, bis es nicht mehr umhin kommt, die eingeengten und aufgestauten Gefühle ins Fließen und an die Oberfläche zu bringen, um sich Raum und Gehör zu verschaffen. In der Enge des einst als Schutz gedachten Panzers, wird dieses Fließen allerdings nicht ohne Druck möglich sein.
Die durch den Kontaktverlust verschüttete Verbindung, führt in ihrer „ungeübten Dunkelheit“ zu einem abrupten Gefühls-Ausbruch, der

dann, wie viele von uns schmerzlich erfahren, kein unterdrückbares Gefühl mehr ist.
Kurz tief durchatmen …

> Fazit: Uns fehlt also - im wahrsten Sinne des Wortes - der Lichtbringer in unserem Leben.

Das wiegt schwer und verlangt nach einer Besinnungspause … Und der Frage: Wer oder was hält uns ab, Licht auf die wirklich wichtigen Dinge im Leben zu werfen und in Verbindung mit uns selbst zu bleiben? Wenn wir die Geschichte der Königskinder für uns umschreiben möchten, sollten wir selbst „Licht ins Dunkel" bringen und den Mut haben, tief in uns einzutauchen!

Unsere Füße wissen zwar nicht um diese Geschichte, aber um die „Brücke", die es wiederherzustellen gilt …

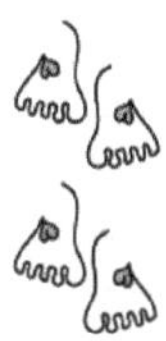

Eine gewisse Tiefe ist bei der Fußmassage unumgänglich.
Dennoch entscheidet der Mensch selbst, wieviel er für den Moment zulassen möchte und kann. Ein leichteres Durchatmen und die Vertrauensbasis für eine spätere Tiefe ist in jedem Fall rasch erreicht.
Die Brücken – die innerlich nach und nach entstehen – lassen uns dann auch den Mut fassen, der wiederhergestellten Verbindung unserer Emotionen zu den dahinter liegenden Gefühlen, zu folgen.
Wir beleuchten eine Welt, die es nur einmal gibt und nun, in der schönsten Form bindend, eine Daseinsberechtigung hat: Unsere innere Heimat, in der wir herzlich willkommen sind.

Ich möchte jedem Menschen aus tiefster Überzeugung ans Herz legen:

> Finde dein Licht, eile nicht, beleuchte deine innere Welt, sei neugierig und mutig. Wir sind alle Königskinder auf der Suche nach dem „einen Gefühl", das wir in diesem Licht gewiss finden werden …

Meditation

Setze dich aufrecht, mit geschlossenen Augen hin. Lasse deinen Atem erstmal ruhig fließen und entspanne nach und nach deinen ganzen Körper. Nun wende dich deinem Brustkorb zu. Stelle dir vor, du würdest innerlich eine Kerze anzünden oder eine Lampe anknipsen. Lasse dieses Licht immer heller leuchten und verschaffe ihm mit deinem tiefen Einatmen, Raum in deinem Brustkorb. Fühle, wie sich dein Brustbein und deine Rippenbögen dehnen. Vergiss den Rücken nicht! Atme lange und sanft aus und lasse dabei das Licht durch deinen Körper wandern. Wiederhole das mehrere Atemzüge lang.

Atemübung / Yoga Übung

Setze dich aufrecht, mit geschlossenen Augen, auf einen Stuhl. Nach ein paar sanften Atemzügen stellst du dir vor, beim Einatmen einen Ballon im Brustkorb aufzublasen, der sich beim Ausatmen wieder zusammenzieht. Sei sachte, das kann Muskelkater verursachen!

Du kannst dieses Bild auch in der Haltung des Kindes anwenden. Ziehe dabei die Knie weiter auseinander, damit der Brustkorb etwas mehr Platz findet (Arme nach vorne ausstrecken).

Unser Solarplexus & Nervensystem

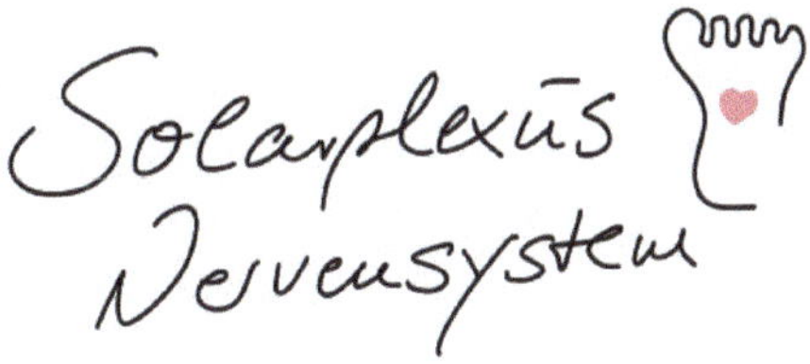

Wenn du erkennst, dass es das Licht ist, was dich ängstigt, verlierst du den Schrecken im Schatten deiner Angst!

Sagenumwoben ist er als Ort des Wissens um unsere vergangenen Leben bis heute. Die Eingangspforte zu unserer Kraft, Sensor unserer Mitte und unsere Sonne im Leben.

Mit Kraft und Licht, Schwäche und Schatten will gut umgegangen sein. Hierfür stellt sich unser Sonnengeflecht als hochsensible Schaltzentrale, die mit unserem ganzen System vernetzt ist, zur Verfügung.

Sensibilität für die innere Kraft und die Ruhe für sich selbst finden, ist in den seltensten Fällen das, was wir von klein auf kultivieren dürfen bzw. können. Dagegen stehen Leistungsbereitschaft, Grenzen überwinden und wenig Schwäche zuzulassen.

Diese (schwächende) Lebens-Haltung führt uns aber wiederum in ein eher vages Gefühl von Sicherheit, das wir nur allzu oft nicht aufrecht erhalten können. Geht dies über eine gesunde Grenze hinaus, steht unsere Sonne irgendwann im Schatten.

Da wir Meister im Verdrängen sind, wird die mangelnde Kraft und die Kälte, die daraus entsteht, erstmal ignoriert.
Was passiert aber, wenn wir die Kräfte (und Hilferufe) unseres Sonnengeflechts geflissentlich beiseiteschieben, aus Angst, sie könnten uns in eine andere Richtung führen, als die unserer vertrauten Wege?
Unsere Schaltzentrale wird sich diese Selbstsabotage eine Weile anschauen und dann Alarm schlagen. Für uns macht sich spätestens dann Unsicherheit breit.
Versuchen wir dies dennoch zu übergehen, wird sich das unsichere Gefühl in Panik und existenzielles Hinterfragen ausweiten. Wir fühlen uns im Vertrauen erschüttert und gleichzeitig aus dem bislang sicher geglaubten System, das auf Kraft und Leistung ausgelegt ist, ausgegrenzt. Wie gehen wir mit diesem Widerspruch um?
Nun: Ob wir dann blindlings mit „altbekanntem" Ehrgeiz für eine Lösung losrasen, oder uns in eine dunkle Ecke verkriechen, hängt von unserer Natur ab. Keine der beiden Neigungen ist jedoch geeignet, unsere Sonne wieder hervorzulocken.

Auch äußere Einflüsse, die unser Nervensystem in höchste Alarmbereitschaft versetzen, bewirken ein Verschließen dieser Zone, da sich unsere sensible Mitte zu schützen weiß. Was auch immer unsere Sonne erschreckt oder verdeckt hat, sie wird sich immer lauter und oft auch ohne (innerlich) erkennbaren Zusammenhang, aber meist in sehr unangenehmen Situationen, bemerkbar machen.

Für alle Lichtliebhaber und „Schattensucher" öffnen unsere Füße gerne ihr Sonnentor, durch das es – für unsere wahre Sicherheit im Leben – zu gehen gilt …

Wir kennen alle den Spruch: „Du schaffst das!“ … Dem ist nicht immer so!

> Unser Ver-sagen bedeutet, dass wir in **uns** ein NEIN überhört haben …

Meiner Erfahrung nach bewirkt die Massage ein erstes tiefes Durchatmen. Unsere Mitte darf sich vertrauensvoll entspannen und wieder eine gesunde Balance zwischen Licht & Schatten, Stärke & Schwäche zulassen.
Wir werden mutiger dabei, unserer Angst zu begegnen und ihre für uns wichtigen Botschaften zu entschlüsseln, um neue und kraftgebende Wege zu finden. Auch unsere innere Sonne wird dann wieder für uns scheinen und über die ein oder andere dunkle Wolke unserer „effizienten“ Leistungsgesellschaft, entspannt hinweg-leuchten. An anderer Stelle spüren wir ihre Unterstützung, wenn sie neue Wege und Möglichkeiten für uns be-leuchtet.
Auch hilft uns diese wiederentdeckte Kraft, Licht auf die Menschen zu werfen, denen die Sonne im Leben fehlt und ihnen unser Wissen über diese „Schattenwelt der Ängste“ zukommen zu lassen. Manches Mal sollte das, was der eine nicht schafft, dem anderen ein Ansporn sein, seine Kraft mit ihm zu teilen …

In diesem Sinne, einen sonnigen Gruß an alle ;)!

Meditation

Stelle dir (im Sitzen oder Liegen) mit geschlossenen Augen, vor, du wärst ein Kreisel.
Nun fange langsam an, deinen ganzen Kreiselkörper im Geist zu drehen. Immer schneller und schneller. Lasse währenddessen ein gelbes Licht in deiner Mitte entstehen, das durch das Drehen immer heller und größer wird, bis es über dich hinausleuchtet. Du bist nun ein leuchtender Kreisel! Stelle dir vor, dass durch diese schnelle, kreiselnde Bewegung alles Feste und Starre in dir gelöst wird.

Jede andere Farbe ist ebenso willkommen ;).

Yoga Übung

Das Boot: Setze dich auf deine Matte. Füße aufstellen und Knie zusammen. Winkle deine Beine an und hebe deine Unterschenkel so, dass sie parallel zum Boden schweben.
Gleichzeitig lehnst du deinen Oberkörper in gerader Haltung (aktiviere deine Bauchmuskeln) ein wenig nach hinten, um die Balance zu finden. Deine Arme streckst du aktiv, parallel zum Boden, nach vorne. Fortgeschrittene strecken dabei die Beine durch ;).
Mehrere Atemzüge lang halten!

Unser Kopf

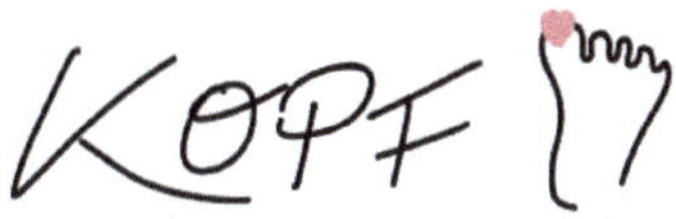

Trau dich und lass deine Gedanken-Knoten ins Herz rutschen

„Gedacht“ als Computer unseres Körpers, der die Verarbeitung und sinnvolle Weiterleitung aller für uns relevanten Informationen übernimmt.
„Verstanden“, wenn er (als Geist) konstruktiv für die Bewältigung unseres Lebensweges und Weiterentwicklung unserer mentalen und intellektuellen Fähigkeiten genutzt wird.
„Missverstanden“ als Kompensator, sprich Verwalter und Archiv unverarbeiteter Geschehnisse, die an anderer Stelle ein Nach-Fühlen (statt Nach-Denken) vermissen lassen.
Wie unser Darm manchmal an unseren Gedanken verzweifelt, muss der Kopf – lässt sich leider nicht charmanter auf den Punkt bringen –so allerlei Scheiß aushalten.
Wir überfüttern ihn tagtäglich mit zu vielen, aber meist wenig nährenden Informationen und plappern, zu seinem Übel, im Geist unkontrolliert vor uns hin, als wäre uns langweilig; vielleicht ist es das ja auch?!
Statt einem sanften Denk-Anstoß, geben wir unserem Kopf meist eher grobe Denk-Tritte.

Wir kreisen permanent um dieselben Gedanken, zwingen ihn immer wieder zum selben Ausgangspunkt zurück, nur um erneut dieselben Gedankenmuster abzugehen.
Wer kann es ihm dann verübeln, wenn er sich irgendwann schwindelnd aus dieser Fremdbestimmung löst, damit wir unsere Wahrnehmung und Einordnung der Welt wieder geraderücken können. Vielleicht entzieht er uns aber auch für einen kurzen Moment vollends seinen Support und lässt uns unsanft „aufschlagen" und den destruktiven Druck spüren, den wir ihm so lange Zeit zugemutet haben. Kratzen wir dennoch unsere Gedanken zusammen und machen uns auf eine weitere Denkrunde, von der wir uns eine Lösung erhoffen, wird unser Kopf unser Nervensystem (als helfende Instanz) alarmieren, was dann auch den letzten unsinnigen Gedanken recht schmerzhaft verscheuchen wird.
Würden wir es rückblickend betrachten und unsere Gedankenschleifen nach sinn-voll und sinn-los ordnen, könnten wir getrost, ob dieser destruktiven Beschäftigung eines – an sich – genialen Kopfes, die Hände über diesem zusammenschlagen.

> Unser Gehirn ist lebenslang ein lernbereiter Schüler und wir speisen es meist nur mit dem „Pausenbrot" ab.

Wie schon im „Herz" bemerkt, gibt uns das nur eine fiktive Sicherheit, und auch die Bauchspeicheldrüse würde uns versichern, dass uns das „Pausenbrot" nicht zufriedenstellend „satt" macht.

Dröseln wir den irrsinnigen Gedanken-Knoten auf, den jetzt manche gewiss verspüren, und bitten die Füße um „Auflösung" …

Denk- und *merk-*`befreit` ist eines der Grundgefühle meiner Klienten nach einer Fußmassage.
Was das für unseren Kopf bedeutet, kommt wohl einem Kurzaufenthalt im Schweige-Kloster gleich. Uns das Denken zu verbieten, wäre aber auch keine wirklich gute Idee und ebenso an der Lösung vorbei gemogelt (es sei denn, das Schweige-Kloster *IST* die ersehnte Lösung).
Wir können aber die Entspannung, die uns kurz innehalten lässt, nutzen, um den tieferen Sinn oder Unsinn unseres Denkens zu beleuchten.
Wir werden mutiger und lassen unseren `Gedanken-Knoten`, um ihn zu entwirren, ins „Herz rutschen“.
Dadurch erkennen wir den meist tiefliegenden Grund dahinter, der zuvor als lästiges Hintergrundgeräusch mitlief und den wir krampfhaft versuchten, dem Kopf zur Lösung aufzudrücken.
So wird nicht nur der Kopf freier, auch insgesamt fühlen wir uns frei, den ein oder anderen gedankenlosen Moment zu genießen …

Knoten erfolgreich aufgedröselt?
Wenn nicht, unser Herz dreht gerne mit uns weitere Ehrenrunden, für sinnvolle „Gedankenschleifen“ ;).

Meditation

Lege dich entspannt, ruhig atmend auf deine Matte. Deine Arme ruhen neben deinem Körper, mit geöffneten Handflächen nach oben.
Schließe deine Augen und stelle dir vor, auf einem großen Plateau eines sehr hohen Berges zu liegen. Nimm die Kraft des Berges, die Geräusche und den Wind wahr. Alles, was dich beschäftigt, liegt tief im Tal unter dir, kaum noch wahrnehmbar. Genieße eine Weile diese Ruhe und entspanne nach und nach deinen Körper und Geist.

Yoga Übung

Der Baum: Verlagere in einer stehenden Haltung das Gewicht auf den linken Fuß (Knie leicht gebeugt). Den rechten Fuß entweder über dem Knie oder unterhalb, auf der Wade, abstellen (rechtes Knie strebt nach rechts, Hüfte öffnen). Suche dir einen Fixpunkt für deine Augen, atme ruhig und falte deine Hände vor der Brust oder über dem Kopf. Challenge - schließe deine Augen ;). Dann das andere Bein.

Unsere Nase

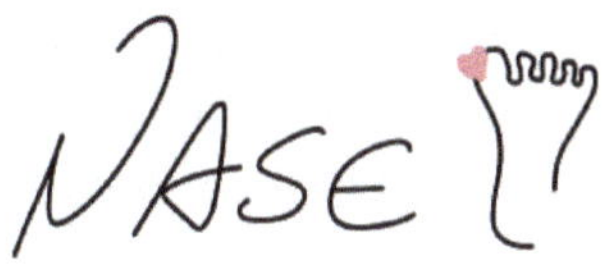

Was du nicht wirklich gut riechen **kannst, wird dir auf Dauer auch nicht** schmecken

Egal ob groß oder klein, zart in ihrer Wahrnehmung ist sie von Natur aus gewiss. Hinzu kommt, dass sie erkennbar einen Teil unserer Persönlichkeit und das Wesen dahinter spiegelt.
Holen wir uns ganz kurz die Geschichte von Pinocchio ins Gedächtnis … Wenn der Vergleich auch etwas hinkt, in seiner Tiefe betrachtet ist er aber durchaus als Erklärung – für die oft unangenehme Spiegelung – geeignet. Einwände sind hier erlaubt. Aber bevor es „lange Nasen" gibt, dazu später mehr …

Widmen wir uns zunächst weiteren Wesensmerkmalen: Die Nase ist ein starker, ehrlicher und sehr effizienter Filter, der zudem unser Gehirn schützt. Schnuppert uns immer eine Nasenlänge voraus und lässt uns wissen, was uns so vor die „Nase gestellt" wird, was uns wirklich schmeckt und zu uns im Leben passt.
Wäre da nicht der Mensch, der dranhängt und den „Plan" und das Wirken der Nase ordentlich durchkreuzt, sodass diese manchmal weglaufen oder eben wachsen würde. Gehen wir denn noch der Nase nach und schenken ihr unser Vertrauen?

Eher selten vertrauen wir auf ihren Instinkt, es sei denn, es „stinkt so zum Himmel", dass es kaum ein Auskommen gibt. Durch unseren Lebensstil und den Zeitgeist sind wir froh, wenn die Nase rein äußerlich gut gelungen ist und uns zudem in Ruhe lässt. Wenn nicht, Abhilfe gibt es für beides. Wenn sie uns gar missfällt, gibt es eine `Korrektur`, die wahrhaft einschneidend und nicht schmerzfrei ist und sehr deutlich zeigt, wie verändernd sich das auf unsere `Persönlichkeit` auswirkt. Hilft uns dieser *tiefe* Einschnitt wahrhaft? Oberflächlich betrachtet gewiss … Pinocchio hätte diese Möglichkeit – unbeachtet der einschneidenden Tiefe – dennoch in Erwägung gezogen. Aber wäre er dann noch derselbe Pinocchio, mit all seinen Erfahrungen, so ganz ohne die *Weisheit* seiner Nase ;—) ?

> Wenn wir mit uns selbst wahrhaft in Kontakt sind, entwickelt sich unsere Persönlichkeit unbeschönigt und so wie sie *IST:* EINZIGARTIG ... Das lässt uns über uns selbst hinauswachsen!

Ok, die Nase wird nun (hoffe ich zumindest) keiner mehr rümpfen. Weiter im Text ;). Was unternehmen wir, wenn wir uns *nur* belästigt fühlen, die Nase `voll` haben und es Zeit für einen Rückzug aus uns stressenden Sinneswahrnehmungen wäre? Nun, wir bringen unsere Nase meist erstmal zum „Schweigen". Zwar ist dies deutlich weniger einschneidend und verhilft uns vorerst und oberflächlich zur Ruhe. Aber eben nur oberflächlich und vorerst! Wir desensibilisieren damit nicht nur unsere Nase mit allerlei „Hilfsmittelchen", sondern vernebeln uns, mit jedem weiteren Knebelversuch dieses feinen Systems, die wundervolle Erfahrung, dem Leben mit wirklich allen Sinnen zu begegnen.

> Näher betrachtet, heiligt wahrhaft nicht jeder Zweck die Mittel. *Unsere Nase ;)*

Durch diesen eher nachlässigen Umgang mit uns selbst, lässt unser Gespür – und das unserer Nase zwischen „Gut und Böse" zu unterscheiden – merklich nach.

Sehr deutlich wird dies in einer der schönsten Jahreszeiten, dem Frühling.

> Wenn dich der Staub auf den Blüten reizt, ist es an der Zeit - in dir - Frieden zu schließen ...

Überdenken wir diesen inneren Kampf gegen alles was blüht nicht und entschuldigen dies weiter im Außen, wird ein erneuter Griff in die „Hilfsmittelchen-Kiste" nötig sein, um zu verhindern, dass wir das Leben überhaupt nicht mehr schmecken, uns das Atmen schwerfällt und wir das Weinen nicht mehr unterdrücken können.

Nun bleibt der Nase (und uns gleich mit) nur der traurige Rückzug, den sie uns allerdings schmerzhaft und mit Druck in der Tiefe spüren lassen wird. Ok, da gibt es dann „HILFSMITTEL", die eben viel „tiefer" (viel hilft aber nicht immer viel) greifen. Überprüfen wir dann aber weiterhin nicht die Bedeutung dahinter und gehen nicht ehrlich und gründlich mit uns in Klausur, um unsere Sinne zu klären, wird uns auch der Apothekerschrank am Ende nicht mehr klar sehen, geschweige denn durchatmen lassen. Letzter Ausweg: Wir atmen durch den Mund? Ganz ehrlich, das lasse ich mal unkommentiert. Mag sein, dass die Nase, im Vergleich zu vielen existenziellen Organen, vermeintlich eine kleine Rolle spielt, aber keiner unserer Sinne ist Unsinn! Da wird der Begriff „Desensibilisierung" etwas bedeutungsschwerer. Hinzu kommt die Frage, wen oder was wir in Wahrheit bekämpfen wollen? Auch eine einschneidende Frage ;).

„Schauen" wir auf die Füße, bevor wir diesen sinnlosen Kampf und die Loyalität zu uns selbst und unserer Nase gänzlich verlieren ...

Die Fußmassage verfeinert die Sinne, klärt unsere Wahrnehmung und lässt uns das Leben in all seinen Facetten fühlen und riechen.
Die Massage dieser Zone unterstützt einen gesunden Aufbau unseres Nasensystems. So wie es ursprünglich „gedacht“ war. Sie stärkt uns in unserer Persönlichkeit, um zu unterscheiden, was uns zuträglich ist und was uns in unserer physischen und psychischen Gesundheit eher schwächt.
Wir entwickeln Selbstvertrauen und lassen diesen feinen Sensor, wenn er in seiner vollen Kraft zurück ist, wieder für uns vorausgehen!
So kehren wir zu unserer angeborenen Sensibilität zurück, lernen wieder, vorab zu „riechen“, was uns nicht „schmeckt“, um eine gesunde und friedliche Abgrenzung zu entwickeln. Es entsteht mehr Raum für alles Verändernde und „Neue“, was in und durch uns „erblühen“ möchte.

Die „Sache“ mit der Ehrlichkeit als persönliches Attribut: Auch wenn es unbequem, manches Mal sogar unangenehm ist und uns selbst oder unserem Gegenüber nicht „schmeckt“, macht es uns in der Tat menschlich … das wusste auch Pinocchio ;).

Schonungslose Ehrlichkeit ist nicht nur „Kindersache“

Meditation

Bevor du startest, überlege dir fünf Gerüche, die du gern hast, oder lange nicht mehr in der Nase hattest.
Schließe die Augen und stelle dir ein Haus mit fünf Räumen vor. In jedem dieser Räume ist einer deiner Gerüche. Gehe von Raum zu Raum und verweile so lange mit dem jeweiligen Geruch, wie du magst. Spüre immer mal wieder durch deinen ganzen Körper, wie du dich dabei fühlst.

Yoga Übung

Wechselatmung: Du hältst dir abwechselnd ein Nasenloch zu und atmest durch das andere. Dazu nutzt du den Daumen und Ringfinger einer Hand. Das Atemmuster folgt einer liegenden 8, das heißt: Du atmest links ein, rechts aus, rechts wieder ein, links aus, links wieder ein, rechts aus und so weiter.
Wenn du magst, darfst du zwischen dem Ein- und dem Ausatmen gerne Atempausen einlegen!

Unser Atlas

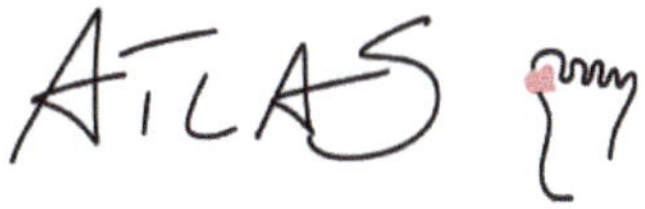

Wenn wir uns sinnvoll einhaken, ist unsere Lebenslast federleicht

Unser Atlaswirbel (Atlas; aus dem Altgriechischen für „tragen“, „erdulden“)

Er ist die wichtige Brücke zwischen unseren Gedanken und Gefühlen. Diese zentrale Herz-Kopf-Verbindung ermöglicht eine Balance zwischen unserer Existenz im Außen und unserer Würde, die die Wünsche unserer inneren Welt verkörpert.
Wieso der Atlas den Namen eines Titanen mehr als zurecht trägt, wird deutlich, wenn wir uns näher mit dem Kopf beschäftigt haben. Unser Atlaswirbel stemmt zwar nicht die Himmelskugel; für unseren Himmel auf Erden muss er aber so allerlei „Gedanken-Sprünge“ überbrücken, ohne dabei seine Beweglichkeit und den für uns damit verbundenen „Lebensradius“, einzubüßen.
Was wir uns – und damit auch ihm – aufbürden, geht oft weit über das Tragen und Erdulden hinaus.
Dass wir unser Getragen-Sein weniger nutzen, als be-nutzen, wird bei der Kopfneigung deutlich, die es braucht, um mit einem Smartphone – in der digitalen Welt – unsere Außenwirkung zu checken. Verdrehte Welt; und für unseren Atlas in jeglicher Hinsicht erdrückend.

Diese Lebens-Haltung zwingt ihn, als „Titan“ über sich selbst „hinauszuwachsen“ und mit aller Kraft, fortan allerdings eher unbeweglich, einzuhaken. Eine Weile lässt es sich bestimmt auch in eingeschränkter Haltung „verharren“, da wir in der Regel nicht mehr an jeder Ecke um Leib und Leben fürchten müssen. Wobei sich aus Sicht des Atlas der ein oder andere „Schlag“ in unserem Leben, genau so anfühlen mag. Übergehen wir aber auf längere Sicht die inständige Bitte unseres inneren „Riesen“, der für seine Aufgabe Beweglichkeit einfordert, wird er mit seinem „Griff“, der uns aus der gekrümmten Haltung zieht, unsanft an unsere Würde erinnern.

Auch unser Kopf, der ebenso ungern und widerwillig in einer für ihn unbefriedigenden, statischen Haltung verweilt, unterstützt seinen mythischen Träger. Wenden wir uns weiterhin von einer gesunden „Work Life Balance“ ab, wird er uns dann ein Gefühl von Schwere vermitteln, das nun für uns kaum mehr tragbar ist. Aus Sicht des Atlas ein notwendiges Commitment;

> ...bevor ihm – und damit uns – der „Himmel samt Erde auf den Kopf fällt“, er sich aushakt und unsere innere Brücke einstürzt.

Spätestens dann bräuchte es mehr als nur einen kleinen Schubs für unseren inneren Antrieb, der ein ausgewogenes Gleichgewicht zwischen Himmel und Erde – in dem wir uns gehalten fühlen – anstrebt.

Ehe wir den Kopf unter dem Arm tragen müssen und nur noch verbal und weniger beherzt „Ja“, „Nein“ und „Vielleicht“ sagen können, bitten wir unsere Füße um Rat …

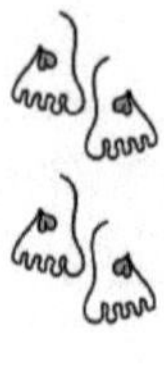

Die Neugierde auf die innere Welt und das richtige Maß für die äußere Welt, können wir sicherlich recht schnell über die Füße ins Leben „zurückrufen". Unseren Atlas an seinen Platz zurückzubitten, braucht etwas mehr Überredungskunst und in dem ein oder anderen Fall auch eine erfahrene Hand, die ihn sanft aus seiner Starre befreit und zurechtrückt. Die wichtige Verbindungsbrücke baut sich mit diesem Setup gesund auf und unser `Kopf` findet wieder eine Vertrauensbasis, für diese zentrale Verbindung. Unser Atlas wird wieder leicht und unbeschwert seiner `verbindenden` Aufgabe folgen und unserem inneren Kompass vertrauensvoll sein Mitspracherecht einräumen ;).
Infolgedessen können wir unseren Kopf wieder würdevoll zu unserem Herzen neigen, um mit unseren Gedanken, für den Moment des Abgleiches, den Gefühlen nah zu sein.

> Haken wir in die Leichtigkeit des Himmels ein, „tragen" uns andächtig selbst ein Stück unseres Weges und sorgen dabei stets für sicheren Boden unter unseren Füßen. Dann kann der „Titan" in uns - trotz, oder gerade wegen seiner starken Verbindung - einen Radius ermöglichen, den uns nur die weise Eule voraus hat.

Letztlich bleibt die Hoffnung – zwischen Himmel und Erde – dass die weise Fähigkeit, unsere modernen Netzwerke gesund zu nutzen, nicht zum Mythos wird.

Meditation

Setze dich gerade hin, schließe deine Augen und atme erstmal ein paar Atemzüge ruhig ein und aus. Dann visualisiere deinen Atlas und spüre, wie er sich für dich anfühlt. Bewege ganz leicht deinen Kopf, so wie es für dich angenehm ist, und nimm die Verbindung wahr. Hebe dann deine Schlüsselbeine Richtung Decke und spüre erneut nach. Du wirst die Veränderung direkt spüren können.

Yoga Übung

Komme in den Vierfüßlerstand mit aktivem Bauch (Bauchnabel leicht nach innen oben ziehen). Der Nacken bildet die gerade Verlängerung deiner Wirbelsäule. Hebe nun dein rechtes Bein und deinen linken Arm und strecke beides entgegengesetzt aus. Suche die kraftvolle Verbindung über deine Körpermitte. Halte mit tiefer Atmung alles in Balance und waagrecht. 5-10 Atemzüge, dann Seitenwechsel.

Unsere Schilddrüse

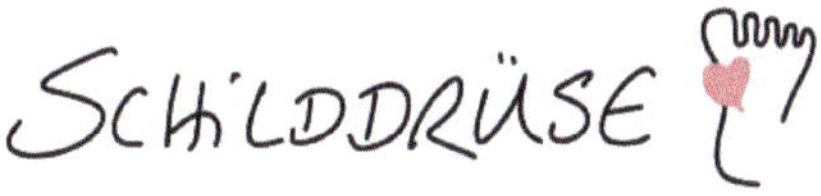

Manchmal ist ein NEIN für dein Gegenüber ein JA zu dir selbst

„Das erste steht uns frei, beim zweiten sind wir Knechte“ ***Faust*** Johann Wolfgang von Goethe *2

Dieser Ausspruch des Mephistopheles in Goethes *Faust* entspricht genau dem, wie wir unseren Halsbereich (Empfang) und die Schilddrüse verstehen sollten. Unsere Schilddrüse – in der Form eines Schmetterlings – ist aktiv und passiv zugleich. In ihrer überwachenden Funktion (innere Kommunikation) und zugleich empfangenden Eigenschaft (äußere Kommunikation), ist sie auf unsere Achtsamkeit im Umgang mit uns selbst und der Entscheidung, welchen äußeren Einflüssen wir uns öffnen, angewiesen. Dies erklärt deutlich, wie hier die Aufgaben verteilt sind. Halsen wir uns zu viel auf oder entfalten uns zu wenig, bringt sie das rasch aus ihrer Balance und an ihre Grenzen.
Funktionieren, höflich schweigen und *JA* sagen, wenn wir *NEIN* meinen, schadet nicht nur unserer Schilddrüse. Denn alles, was diesen wachenden Empfänger erstmal passiert hat, wird automatisch zur Verantwortung unseres Systems.

Übersteigen diese Einflüsse unsere Kapazitäten, wird dieses Organ uns gewiss erstmal höflich darauf hinweisen, dass wir einerseits über-funktionieren aber andererseits – für uns selbst – eher unter-funktionieren.

> Manchmal bedarf es einer Bitte mit Nachdruck, um unser Funktionieren auf Menschlichkeit zu prüfen…

Unser *Staubsauger* sollte funktionieren und selbst der ist „not amused", wenn wir ihm zu viel zumuten. Auch wir sind „nicht amüsiert", wenn uns der Hals zu eng wird, mit dem Unterschied, dass wir selbstbestimmte Wesen sind, die als Kinder bedenkenlos und beherzt „NEIN" über die Lippen brachten. Was sich aber im Erwachsenenalter – nicht immer zu unserem Vorteil – wieder gut „verwachsen" hat. Bevor ich unnötig abschweife, die gute Nachricht: Nicht nur unsere Schilddrüse kann nachwachsen!

Trauen wir uns, unsere Füße als „gut funktionierende" Brücke, die uns zum „*ersten*" in eine selbstbestimmte und ausgeglichene Ja-/Nein-Haltung führt, und zum „*zweiten*" mit einer gesunden Verantwortung verbindet, zu nutzen …

Wenn es im Halsbereich entspannter und damit freier wird, atmen wir auf und können diesen „Raum“ für eine Ausdehnung unseres Selbstausdrucks nutzen. Das Gefühl, auch für uns selbst und unsere Wünsche empfänglich zu sein, stärkt unser Selbstbewusstsein und den klaren Ausdruck nach außen.
Die wachsende Sensibilität, die trotz ihrer Feinheit kraftvoll ist, klärt unsere eigenen Absichten. Sie enttarnt unmittelbar fremdbestimmte Anforderungen und wir weisen alles, was wir nicht verantworten können, rechtzeitig ab.

> Der feine, aber wichtige Unterschied zwischen „können" und „wollen" ist hier der schmale Grat, der uns als frei entscheidende Wesen vom fremdbestimmten Staubsauger trennt.

Zu guter Letzt – um etwas lebendiger abzuschließen ;) – ist hier die Metapher „von der Raupe zum Schmetterling“ so viel mehr als ein schönes Bild. Sie hilft uns, dieses zarte und wunderbare Organ, in seiner tiefen Bedeutung für uns, betrachten zu können.
Entfaltung ist etwas sehr persönliches und sollte so unantastbar sein, wie die Flügel unserer bezaubernden Schmetterlinge!

Meditation

Setze dich bequem auf ein Kissen oder einen Stuhl, schließe deine Augen, lege deine Hände auf den Oberschenkeln ab und komme zu einer ruhigen Atmung.
Stelle dir vor, wie in deinem Halsbereich eine hellblaue Kugel entsteht und atme in diese Kugel hinein. Lass sie vom Hals aus wachsen, bis sie dich als große Kugel ganz einhüllt. Genieße dieses Gefühl von Raum, das zarte Blau und fühle, wie frei sich dein Hals und damit dein gesamter Körper anfühlt.

Yoga Übung

Lege deine Beine entlang einer Wand in die Senkrechte. Zur Unterstützung, lege ein Bolster oder eine Handtuchrolle unter deine Hüfte, sodass die Hüfte höher als dein Herz liegt. Schließe deine Augen, entspanne deine Arme.

Unsere Schultern und Arme

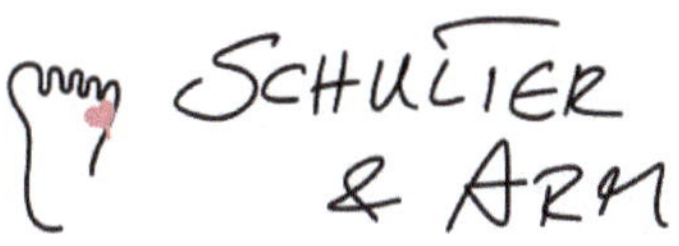

Wenn du das Leben umarmst, **kannst du nichts anderes mehr** festhalten **& deinen Problemen wachsen Flügel**

Die Tatsache, dass wir auf zwei Beinen laufen, ermöglicht uns eine immense Freiheit unserer Schultern und Arme. Sinnvoll genutzt, eine Lebensbewegung, die großes Potential verspricht. Nebenbei bemerkt: Manchmal denke ich, uns würde die Gabe des Fliegens auch nicht schaden, um den ganz alltäglichen Wahnsinn aus der Vogelperspektive betrachten zu können.

Zu oft folgen wir unserem gut einstudierten Leitfaden. Neudeutsch: „To-do-Liste". So bietet der Alltag gute Möglichkeiten, auch dieses System recht schnell an seine Bewegungs- und Toleranzgrenze zu bringen. Die Leichtigkeit und unser ursprüngliches Wesen, das so gerne das Leben umarmen würde, lassen wir dann sehr gerne mal neben uns stehen. Unsere entscheidenden Entschuldigungen: „Es ist ja bald Wochenende", oder „Nicht mehr lang, dann ist Urlaub", sind für unseren Körper „unverständlich". Für ihn ist immer JETZT und er schätzt unser Gewahrsein in jeder Sekunde. Anders gefragt: Wie fänden wir es, wenn unser Körper, mit der Entschuldigung, am Wochenende zurück zu sein, kurz mal Pause von uns machen würde?

Hier wäre eine Denkminute gewiss sinnvoll ;).

Gut, so schnell wird er uns nicht untreu und hält auch hier erstmal tapfer mit. Unerbittlich schützt und „umarmt“ er unsere zarte Seite, die wir aus den Augen verloren haben. Gleichzeitig stemmt er unsere Belastung, aber auch allzu oft die unseres Umfeldes. Hinzu kommt, dass der Körper für sich alleine – ohne unser Dazutun – nicht freiwillig loslässt. Dabei macht es keinen Unterschied, ob eine Situation lange vergangen oder erst kürzlich eingetreten ist, oder wie tief sie empfunden wurde. Er hält beharrlich fest und speichert unermüdlich ab. Dass uns diese Festigkeit nur in bedingtem Maße angenehm ist und letztlich sehr unangenehm werden kann, weiß fast jeder von uns. Dennoch sind wir „tapfer“ und halten dagegen und durch. Wenig verwunderlich, dass unserer Schulter in Folge, aufgrund dieser hohen Belastung und des fehlenden Supports, das Dach einstürzt und unsere Arme fortan lieber auf Schoßhöhe bleiben möchten. Dieses Dach – als erste Hilfe – wieder anzuheben, nimmt den Schmerz und erleichtert für den Moment.
Es wird aber bei gleichbleibender Lebensweise denselben Weg zurückfinden und sich in einer niedergeschlagenen Haltung im Außen zeigen.

Gönnen wir unseren Schultern und Armen einen „Durchhänger“ und heben erstmal die Füße an …

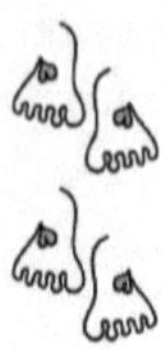

Auch in diesem Bereich nehmen wir die zu hohe „Spannkraft“ aus dem Leben.
So können sich unsere Schultern erstmal von all dem lösen, was unnötig auf ihnen lastet, und die Verantwortlichkeit dafür neu prüfen. Unabdingbar für die nachhaltige Schmerzfreiheit ist aber unser Bewusstsein für die wahre „Schmerzgrenze“ und für das, was uns in den lebensverneinenden Haltungen „gefangen“ hält. Um sich an diese, zumeist „tief-fliegenden“ (wer sagt denn, dass Probleme immer liegen müssen? ;)) Themen heranzutasten, können wir den Wandel zunächst ganz einfach und sachte beginnen.
Legen wir erstmal täglich kurze Bewusstseinsmomente ein und verknüpfen uns mit uns selbst. Dies kommt für unseren Körper, ohne zu übertreiben, einem Steilflug in die Leichtigkeit gleich. Wie bereits erwähnt, Zeit versteht unser Körper als Momentaufnahme im Hier und Jetzt. Daher sind auch die kurzen Momente sehr wertvoll, und weichen so manch länger anhaltende Starre wieder auf.
Diese Durchlässigkeit bewirkt auf anderer Ebene eine neue und gesunde Festigkeit. So können wir unsere Belastungsgrenze neu definieren. Wir erkennen die Aufgaben, die nicht unsere sind und lernen, diese zu filtern und „sein“ zu lassen.
Gewiss werden unsere Probleme nicht einfach so davonfliegen. Wenn doch, bitte nicht festhalten ;).
Für alle, die den Rat „Du musst loslassen“ nicht mehr hören oder lesen können (das geht mir im Übrigen genauso ;)): Fragen wir uns doch einfach, auf was wir uns im Leben **einlassen** möchten! Wir sollten von Zeit zu Zeit, den Vögeln gleich, unsere Arme ausbreiten und zumindest unser Gefühl über den alltäglichen Wahnsinn erheben. Dann kann unser Körper loslassen!

Alle, die tapfer bis hier gelesen haben, dürfen sich mal kurz von mir umarmt fühlen ;)!

.

Meditation

Setze dich entspannt hin, schließe deine Augen und atme ruhig. Stelle dir nun vor, tief in dir verborgen sitzt das Problem, das dich aktuell beeinflusst. Gib ihm eine „Form“ und dann Flügel. Schaffe ganz viel Raum drumherum und lass es darin fliegen. Beobachte, was diese Visualisierung mit dir und dem Problem macht. Lass deine Gefühle und Gedanken dazu fließen …
Es wird sich verändern, allein schon durch den Wandel deiner Perspektive.

Yoga Übung

Nimm einen aufrechten Stand ein. Deine Füße sollten hüftbreit, mit den Fersen leicht nach außen, stehen. Strecke nun deinen rechten Arm Richtung Decke und hebe die Schulter mit dem Einatmen an. Beuge ihn aus der Länge heraus und lege deine rechte Hand an den Hinterkopf. Dein Brustbein zieht sanft Richtung Decke. Hebe dein Kinn etwas an und ziehe den Bauchnabel sanft in Richtung Wirbelsäule. Greife nun mit der linken Hand den Ellenbogen. Ziehe mit dem Einatmen deinen rechten Ellenbogen ganz sachte Richtung Decke, gleichzeitig baue zwischen Kopf und rechtem Unterarm ein wenig Druck auf (achte auf dein Kinn). Mit dem Ausatmen entspanne dein rechtes Schulterblatt. Halte diese Position für drei-fünf Atemzüge. Wechsle dann die Seite.

Unsere Hände und Finger

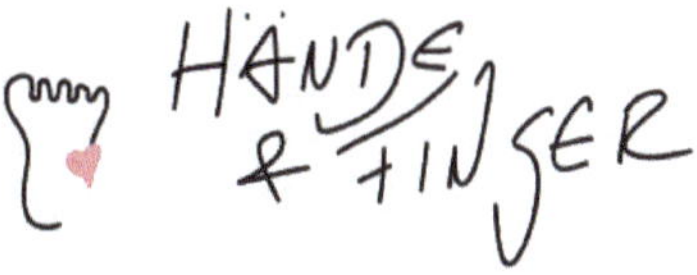

Finde die Farbe deines Fingerabdruckes

Bei allem was wir im Leben mit Herz „anpacken“, sind unsere Hände mit Freude dabei. Sie sind uns ein unglaublich wichtiger, feinfühliger Alltagshelfer, der uns voller Fingerspitzengefühl „zur Hand geht“, wenn wir das wollen. Wenn wir bewusst von Früh bis Spät beobachten würden, wie fleißig und perfekt uns unsere Hände unterstützen, wäre der „Mindestlohn“ – an Aufmerksamkeit – angebracht, aber wohl kaum genug. Eher unbeobachtet schenken sie uns dennoch, in so manch schlecht händelbarer Situation, ihren Einsatz. Und anstatt unsere Kreativität durch sie zum Ausdruck zu bringen, was für unsere Hände wie ein Meditationsretreat wirkt, lassen wir erstmal den Nageldesigner ran. Im Grunde auch nicht falsch, wenn es nicht dabei bleibt. Doch bleiben unsere kreativen Ideen – die unsere Fingerfertigkeit benötigen – aus Sorge vor Fehlern zu oft in unseren Handgelenken stecken, ohne den Weg ins Leben zu finden. Nicht nur das; dort stellen sie sich meist schon hinten an, da vor ihnen der ein oder andere intuitive, auf seine kreative Umsetzung wartende, Lebensentwurf steht, der mit all unseren aufgeschobenen, aber nicht aufgehobenen Entscheidungen, um den ersten Platz rangelt.
Wodurch unsere Entschuldigung: „Für Kreativität habe ich keine Zeit!“, (in trauriger Weise) Sinn macht, aber weniger sinn-voll ist ;).

Was für unsere Hand zuerst „nur“ einengend und schmerzhaft klingt, wird ihr auf längere Sicht, ohne Richtungswechsel, die Lebendigkeit und Beweglichkeit nehmen. „Ich habe Zeit“, wird dann zum Status Quo. In dieser „geschenkten“ Zeit – in der nun die Unbeweglichkeit unserer Hände im Vordergrund steht – wird jegliche Handarbeit schwierig.

So, mal „Hand aufs Herz“! Wenn unsere Hände uns ihren Griff verweigern, ist das eventuell ein kleiner Schubs für uns, die dazu führenden Umstände zu begreifen.

Mein liebevoller Schubs wiederum geht erstmal in Richtung Füße. Erwecken wir – sanft – den Lebenskünstler in uns, um den Handlungsspielraum und unser damit verbundenes Potential zu entfalten …

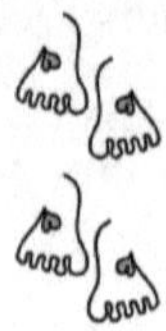

Unsere Hände entkrampfen und unsere Finger strecken sich nicht nur buchstäblich in die Länge. Das warme Kribbeln gleicht einem Dankeschön und schafft eine wunderbare Brücke zu uns selbst. Der ehrliche Kontakt mit unserer inneren Welt hilft uns, die starren, fesselnden Denkmuster zu lösen und dabei unsere Kreativität zu entfesseln.
Dann können wir den ein oder anderen eingeschlossenen Lebensentwurf aus der Warteschlange befreien und kreativ „in die Hände nehmen“.

Ist diese natürliche Verbindung erst einmal geknüpft, wird Vieles, das uns in unserer Angst vor Fehlern bestätigt, verblassen; Anderes, das unsere Intuition stärkt, dafür aber umso mehr und kräftiger Farbe annehmen.
Der Mut uns, intuitiv auf innovative `Kreationen` in unserem Leben einzulassen, wird von da an jeden, wenn auch manchmal ärgerlichen, `Farbklecks` in unserem Leben willkommen heißen.

Wenn es heißt: „Wir alle können malen und singen", bin ich dabei und sage JA. Auch wenn die `Klang-Farbe` manchmal `schrill` wirkt ;). Ein Fehler kann beides – selbst wenn es missfällt – nicht sein!

„We don't make mistakes, just happy little accidents!" **Bob Ross** *Maler*

Neben der Empathie und dem Gefühl für unser innerstes Wesen, ist die Kreativität eine unserer wichtigsten Eigenschaften, die es zu kultivieren gilt.

> `Werden wir mutiger, nehmen wir unsere Füße in die Hände, um uns auch in Zukunft von der – „perfekten" – künstlichen Intelligenz abzuheben!`

Bleibt die Frage, die sich jeder selbst beantworten muss: Was ist Perfektion?
Zweifelsohne braucht es an vielen Stellen Fehlerfreiheit. Das Streben nach Perfektion ist (aus meiner Sicht) durchaus in Ordnung. Wenn dieses Streben allerdings allen individuellen Raum – und damit den Sinn für Kreativität – in uns verdrängt, wird `Vieles` auch langweilig und farblos sein.

Meditation

Setze dich bequem auf einen Stuhl oder Zafu. Atme ruhig und lasse deine Hände, Handflächen nach oben geöffnet, auf deinen Oberschenkeln liegen. Schließe deine Augen und stelle dir vor, dass du auf beiden Händen Glaskugeln liegen hast. Nun überlasse ich es deiner Phantasie, welche Farbe diese annehmen. Lasse die farbigen Kugeln größer werden, bis du in den Kugeln und der Farbe verschwindest.
Genieße das Gefühl und atme ruhig weiter. Werde eins mit der Farbe!

Yoga Übung

Setze dich gerade, aber bequem hin. Falte deine Hände und hebe die Unterarme parallel zum Boden an. Drücke dabei die Handflächen leicht gegeneinander.
Das gleiche mit den Handrücken gegeneinander. Atme zu deinen Handgelenken und Händen hin. Rotiere danach deine Hände in beide Richtungen abwechselnd, ohne die Unterarme zu bewegen.

Unsere Wirbelsäule

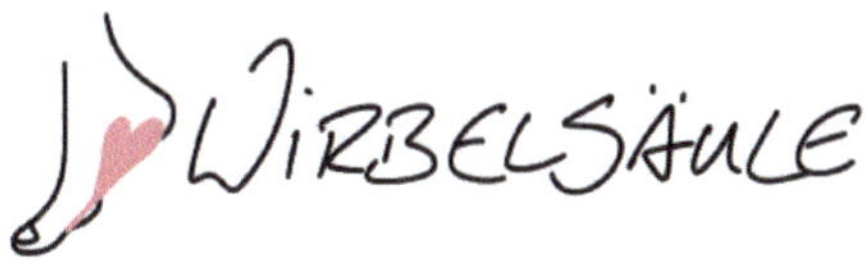

Eine flexible Haltung mit gesunder Ausrichtung bewirkt eine kraftvolle Ausdehnung

Die Wirbelsäule ist eine der wertvollsten Stützen für uns. Durch ihren Halt und ihre Beweglichkeit sind wir in der Lage, der Bewegung unseres Lebens zu folgen. Sie hält uns in unseren Bewegungen – stets auf unseren Schwerpunkt bedacht – kraftvoll in Balance und hilft uns aufrecht durch unseren Alltag hindurch. Zudem wacht sie über unsere Lebensenergie und bewahrt deren harmonischen Fluss, indem sie uns fortwährend nährt und mit Informationen versorgt. Die Wirbelsäule sorgt für eine *deutliche* Ausrichtung, die trotz (und manchmal sogar gerade *wegen* ;)) ihrer statischen Haltung unsere Dynamik begrüßt.

Die wenigsten sind sich bewusst, wie flexibel wir tatsächlich sind. Es ist uns sogar möglich, einen ur-vertrauten Bewegungsablauf wiederzuerwecken, der der Flexibilität der Schlangen gleicht. Wegen tief sitzender Ur-Ängste, werden aber die meisten diesen Vergleich scheuen. Dennoch wird unsere Wirbelsäule diese Wiedererweckung – und die für uns neu entdeckte Beweglichkeit – sehr schnell mit angenehmen Impulsen beantworten, ohne uns gleich an dieses faszinierende und zugleich meist gefürchtete Tier zu erinnern.

Doch anstatt uns mit derart lebensfördernden Bewegungen zu stärken, ertragen wir oft untätig dauerhaften Stress und spüren nur den steigenden Druck.

Gleich in welcher Form, ob innerlich oder von der Außenwelt kreiert, drückt uns das buchstäblich nieder, wodurch sich unsere *gesunde* Ausrichtung verflüchtigt und wir den kriechenden Wirbeltieren auf eher unnatürliche Weise wieder näher kommen. Eine natürliche, flexible Haltung unserer Wirbelsäule – für die wichtige, energetische Anpassung – ist so nicht mehr möglich und unser Lebensfluss stagniert.

> Der lässige Satz: „Unter Druck werde ich erst richtig gut", wirkt für unsere Wirbelsäule wie Sabotage, die ihre aufrechte Treue zu uns untergräbt.

Eine Zeit lang kann sie dies durch Gegenbewegungen kompensieren und so die Balance mehr oder weniger angenehm für uns aufrecht erhalten. Wird dies von uns nicht wahrgenommen und durch einen Haltungswechsel korrigiert, antwortet sie irgendwann nicht mehr und weicht dieser erdrückenden Last aus.

Damit ist unsere Statik einstweilen außer Kraft gesetzt und rückt in weite Ferne. ***Auf***richtung wird dann zum ersehnten Etappenziel, da wir uns erstmal – in unserer Mitte – gebrochen und zwangsstillgelegt fühlen. Im schlimmsten Fall zieht es uns zudem die Beine weg. Das Positive daran: Vieles, was diesen Druck mitver*schuldet* hat, verliert vorerst seine Kraft in unserem Leben.

Das mag sich zunächst existenziell bedrohlich anfühlen, aber für unsere Wirbelsäule ist es die einzige mögliche Richtung, die sich aus ihrer Sicht bietet, um das gesamte System vor diesem ungesunden Druck zu bewahren. So lenkt sie unseren Fokus vorerst auf ihre WESENtliche Funktion in unserem Leben und bietet uns nicht nur dort einen Weg zur Heilung an.

„Schlängeln“ wir uns an weiteren „Erziehungsmaßnahmen“ unserer Wirbelsäule vorbei und bitten unsere Füße um – dynamische – Hilfestellung …

Eine Massage dieser Zone wirkt sich zuerst druckentlastend und befreiend aus. Es hilft dem Menschen, sich neu auszurichten, einen klaren Blick auf sich selbst zu wagen und nach und nach seiner inneren Stütze wieder näher zu kommen und zu vertrauen.
Die Massage hilft, eine weniger erdrückende und dafür entspannte, bewegliche und gesündere Haltung zu entwickeln. Wir werden weich und weichen uns selbst nicht mehr aus.
Nun haben wir die Chance, aus unserer stabilen Mitte heraus, dem Leben und seinen „Wellenbewegungen“ mit deutlicher, aber dennoch flexibler Haltung zu begegnen und uns die Treue – die wir uns immer *schuldig* sein sollten – zu halten.

So führt die „Heilungsgeschichte“ unserer Wirbelsäule nicht nur in die Leichtigkeit, sondern auch zu der Erkenntnis, dass wir uns meist selbst „verschuldet“ aus dem „Paradies“ vertreiben.

Hier lege ich jedem gerne eine Yoga-Einzelstunde ans Herz, um sich an die Schlangenbewegung vorsichtig heranzutasten ;).

Meditation

Die vier Säulen
Atme entspannt im Stehen ein und aus, bis du ein ganz weiches Körpergefühl hast. Schließe die Augen und stelle dir vor, wie du zwischen vier Säulen stehst. Spüre, wie sich mit jedem Atemzug deine Wirbelsäule stabilisiert und ausrichtet. Nun kreiere für jede deiner vier Säulen ein Symbol, das du oben auf stellst. Der erste Gedanke oder das erste Bild zählt. Wenn auf jeder deiner Säulen dein Symbol steht, atme wieder bewusst und fühle erneut in deine Wirbelsäule. Was hat sich verändert?

Öffne deine Augen und notiere, was symbolhaft für deine innere Stabilität von Bedeutung ist.

Yoga Übung

Stehe mit leicht gebeugten Knien hüftbreit und ziehe dein Schambein Richtung Kopf bzw. kippe dein Becken nach hinten. Atme tief ein und ziehe den Bauchnabel nach innen/oben. Hebe die Brust und gleichzeitig die Arme zur Decke. Lasse das Schambein/Becken los und strecke die Beine. Dehne nun deinen gesamten Körper Richtung Decke, gerne auch auf den Zehenspitzen. Dehne dich nach links und rechts, um auch die Rippenbögen zu lockern. All dies verschafft deiner Wirbelsäule Länge und damit Entspannung.

Unsere Hüfte

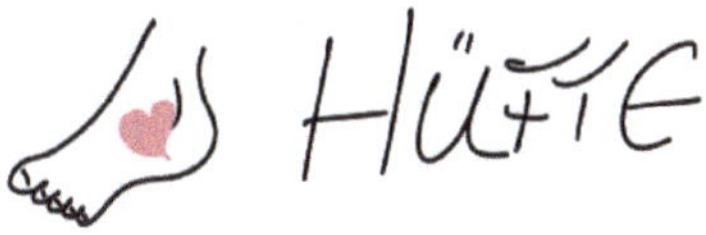

Loslassen und Bewegung bedingen sich gegenseitig

Dieses Gelenk hilft uns bei den großen Schritten im Leben, die für eine Los-Gelöstheit von dem, was hinter uns liegt, sorgen.
Aus Sicht unserer Hüfte, führen wir ein eher bewegungsloses Leben. Auch wenn wir in vielen Bereichen fleißig – oft hyperaktiv – sind, steht es um den Bewegungsspielraum unseres inneren Wesens eher nicht so gut.
Allzu oft wird es aus Mangel an Zeit, Mut und leider auch aus Nichtwissen heraus, in die Enge eines Schutzpanzers, der einer Ritterrüstung gleicht, gezwungen. Unser verzweifeltes Klammern an überholte Bewegungsmuster und konditionierte Haltungen, erstickt ein von Natur aus freies und losgelöstes Voranschreiten meist im Keim. Unsere Hüfte beantwortet dies erstmal mit Genügsamkeit und schränkt ihren Bewegungsradius für uns ein. Dass das allerdings wenig zielführend ist, lässt sich anhand eines Zahnrades, das nur noch zur Hälfte rund läuft, schnell verstehen. Ok, bissl Hüftsteife ist recht schnell dem Alter oder anderen kommerziellen Ausreden zugeschrieben.
Weniger Freiraum – der Schmerzfreiheit verspricht – ist für den ein oder anderen von uns auch noch kein wirklicher Grund für Diskussionen und weit weg von einem lösungsbedürftigen Thema.

Hand aufs Herz! Ritterlich mutet da nur noch das Bewegungsmuster an. Unsere Hüfte wird uns hierfür keinen ehrenvollen „Ritterschlag“ erteilen, auch wenn wir zum Selbstschutz ritterlich in die Knie gehen. Eher schmerzhaft und kaum mehr zu ignorieren wird es dann, wenn uns die Hüfte bei den wichtigen Dingen im Leben, einen Strich durch die Rechnung macht und nur noch unter Protest unsere Bewegung mitträgt. Dann wird das Leben sprichwörtlich zum Niederknien. Leider nicht im positiven Sinne.

Bevor wir über die Sinnhaftigkeit eines künstlichen Hüftgelenkes nachdenken, folgen wir der Bitte unserer eigenen Hüfte, am Leben zu bleiben und lassen mit unseren Füßen echte „Heldentaten“ folgen …

Dass wir durch die Fußmassage in Bewegung kommen, ist ja nun kein Geheimnis mehr. Auch diese Zone verschafft uns mehr Spielraum. Wir erkennen deutlich, wobei wir nur am „Rad drehen“ und wo ein kraftvolles Einhaken für eine Sinn-volle Verbindung und größtmögliche – lebensbejahende – Bewegung entsteht.
Wir entwickeln ein Gespür für den richtigen Zeitpunkt, uns von dem, was uns zurückhält, zu lösen, um unserem inneren Bewegungs- und Freiheitsdrang zu folgen.
Die gesunde Balance von Bewegung & Innehalten verhilft unserem inneren Wesen zu Freudensprüngen für Bewegungsimpulse, die unser Hüftgelenk – nun wieder losgelöst und im freien Fluss – dankend in unser Leben tragen kann.

Es bedarf viel Zeit und Geduld bis wir die verborgene Enge in uns aufspüren und der Hüfte ihren Raum zurückerobern können. Diese Freiheit hilft buchstäblich – für die weniger Pferdebegeisterten im übertragenen Sinn – nicht mehr wie ein Ritter aufs Pferd gehoben werden zu müssen. Der „Ritterschlag" allerdings gebührt uns bereits für den Mut und die Bereitschaft, sich selbst mit `kleinen Schritten` näher zu kommen.

> `Wir müssen nicht aufs Pferd steigen, um voranzukommen, aber wir sollten es können ;)`

Meditation

Stelle dich mit geschlossenen Augen an eine Wand. Atme ruhig und nimm die einengende Nähe zwischen dir und der Wand wahr. Frage dich innerlich, was dich an dieser Wand hält? Lass alle Gedanken und Bilder, die auftauchen, zu, ohne sie zu bewerten. Bist du bereit das, was dich innerlich zurückhält, hinter dir zu lassen? Wenn ja, mache mit geschlossenen Augen einen Schritt nach vorne, breite deine Arme aus und schenke dir mal selbst eine Umarmung, auch wenn sich das zunächst ungewohnt für dich anfühlen mag.
Wiederhole diese Meditation immer wenn dir Situationen ein Gefühl von Enge bereiten und versuche zu erkunden, was dir diese Situationen zeigen möchten.

Yoga Übung

Stehende Vorbeuge breit: Stelle dich aufrecht hin. Grätsche nun deine Beine, soweit es dir angenehm ist. Knie leicht beugen und Füße parallel stellen, die großen Zehen sollten eher leicht nach innen zeigen (ohne die Knie nach innen fallen zu lassen).
Nun beuge dich mit geradem unteren Rücken nach vorne (kreiere einen Entenpo, die Lendenwirbelsäule zieht dabei nach innen), ziehe deine Sitzbeinhöcker Richtung Decke und deine Brust in die Länge, bevor du dich beugst. Komme nur so tief, wie es dein gerader Rücken erlaubt. Lasse immer zuerst dein Brustbein sinken, bevor der Rest des Oberkörpers sanft nachkommt. Wiederhole mit jedem Atemzug diese Abfolge: Sitzbeinhöcker Richtung Decke – Brust in die Länge – Brustbein sinken lassen – tiefer beugen. Bitte nicht wippen!

Unser Iliosakralgelenk

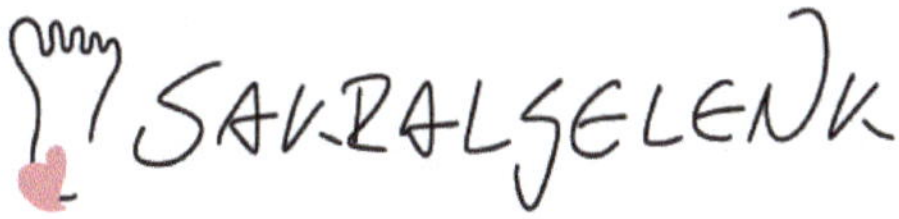

Hebe nur das auf, was du auch wirklich tragen kannst

Das Os sacrum (Kreuzbein) – heiliger Knochen – und das Os ilium (Darmbein) bilden zusammen unser Iliosakralgelenk.

> Jeder, der dieses blockierende Gefühl im unteren Rücken kennt, ist sich der Existenz des religiös klingenden Gelenkes bewusst und schätzt auf diese Weise - mehr oder weniger schmerzhaft - dessen Bewegungsfreiheit.

Diese innere Brücke schafft in freier, gesunder Form eine fließende und zugleich stabile Verbindung zwischen links und rechts, oben und unten und – nicht zu unterschätzen – zwischen unserem Selbst und dem Alltag. Es unterstützt und trägt mit uns die nicht nur sprichwörtliche Last in unserem Leben. Auch wenn der Name fast heilig anmutet, betreiben wir mit dieser Brücke allzu oft Raubbau und tragen über unsere natürliche Belastungsgrenze hinaus. Aus der Sicht unseres Sakralgelenkes ist es *kein* frommer Wunsch, immer alles allein schaffen zu wollen und uns dabei zu übernehmen.

Beladen wir unseren Alltag mit viel „schwerem Gepäck“, wiegt dies im „*über*-tragenen“ Sinne schwer für dieses verbindende Element in uns.
Unser Iliosakralgelenk wird diesen „Kreuzzug“ zweifelsohne eine Weile „*mit*-tragen“ – aber nicht, ohne uns seine Zweifel an dieser ungesunden Haltung, durch schmerzhafte Anspannung spüren zu lassen. Geht dies jedoch über seine Belastungsgrenze hinaus, wird es sich einhaken – um uns Einhalt zu gebieten – und sehr kräftigen Widerstand leisten.

„Wird schon irgendwie weitergehen“

Indiskutabel … wir fühlen uns zunächst im wahrsten Sinne des Wortes *angehalten* und in eine gebückte Haltung verbannt, die wenig tröstlich und kaum ein richtungsweisender Segen ist. So erinnert uns dieses Gelenk, recht unangenehm an die Rückverbindung zu uns selbst und verhilft zunächst erstmal in eine „Besinnungspause“ hinein, die manch einer gewiss als Buße empfindet.
Für das Sakralgelenk ist es allerdings die einzige Möglichkeit, uns dies als wertvolle Kontemplation anzubieten, damit wir zurück in die Leichtigkeit im Leben finden.

Ok, bevor es zu religiös wird, „erlöse“ ich euch und wir „schreiten“ zur Massage ;) …

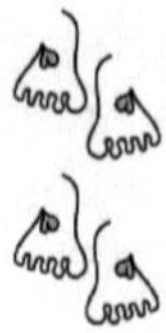

Wenn das unangenehm einschränkende Druckgefühl, das deutliche Schmerzimpulse setzt, nachlässt, kann unsere Mitte wieder durchatmen. Wir richten uns auf, entspannen die Schultern und fühlen uns leicht. Das Becken gewinnt an Freiheit und wieder mehr Raum für Bewegung. Klienten beschreiben dieses Gefühl oft, als würden sie nach der Behandlung wie „auf Wolken gehen“ ;).
Aus diesem zurückeroberten Freiraum erkennen wir, wieviel wir uns zumuten wollen und können und unterscheiden zwischen echten, eigenen und aufgezwungenen, äußeren Ansprüchen (die sich uns oft, aus einer konditionierten Überzeugung heraus, als eigene Ansprüche darstellen). Wir nutzen unsere innere Brücke nun weise, damit sie in ihrer Kraft für uns eine Stütze im Leben und eine gesunde, ausgleichende Verbindung bleibt.

Der Mut, so manches im Leben anzupacken, anderes wiederum sein zu lassen, will gelernt und verstanden sein. Die „Buße“, sich selbst gegenüber einzugestehen, was wirklich schwer wiegt und was nicht, erfordert eine Menge Mut und eine noch größere Portion Geduld.

> Einmal verstanden und gefühlt, wird uns unsere Entscheidungsfreiheit „heilig“ sein ;)

Sensibilität und Gleichmut sind in dieser Freiheit ein Segen, der uns – kraftvoll und ausgleichend – in unserer Achtsamkeit für uns selbst und andere hält. Dann ist unser Lebensschwung, den unser Sakralgelenk ungebremst teilt, in alle Richtungen wegweisend.

Meditation

Lege dich auf den Boden und lege unter dein Iliosakralgelenk einen Yogablock. Die Lendenwirbelsäule bleibt frei. Deine Füße kannst du breit aufstellen und die Knie zueinander fallen lassen, oder aber einfach ausstrecken. Löse deine Zunge vom Gaumen und lege die Hände dort ab, wo es dir angenehm ist.
Nun stelle dir mit geschlossenen Augen vor, dass du auf einem dicken, sehr weichen Moosboden im Wald liegst und mit jedem Ausatmen immer tiefer einsinkst. Auch dein unterer Rücken wird immer weicher und wärmer. Lasse los, werde weich und spüre die Leichtigkeit. Bleibe so lange liegen, wie du magst.

Yoga Übung

Lege dich auf den Rücken und strecke deine Beine aus. Ziehe das rechte Knie zu dir heran und umarme es mit dem rechten Arm. Mit der linken Hand unterstützt du. Beide Füße sind geflext und aktiv. Schiebe die linke Ferse von dir weg und ziehe das rechte Knie gleichzeitig zu dir heran. Dehne dich hierbei aus dem Becken heraus. Mit dem Ausatmen dehne und lasse deinen unteren Rücken entspannen. Wechsle nach ein paar Atemzügen die Seite.

Unsere Knie

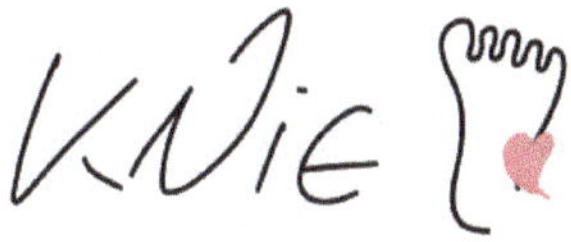

Beuge dich nur deiner inneren Gewissheit, mit dem Blick für das Wesentliche

Unsere Knie: Ein fein abgestimmtes System, das uns geschickt – im jeweilig sinnvollen Winkel – in unseren Bewegungsabläufen unterstützt. Es beugt und streckt sich und trägt die ein oder andere Last mit und für uns. Belasten wir dieses ausgeklügelte Gelenk, über längere Zeit hinweg, beständig über seine Schmerzgrenze hinaus, verliert es nach und nach die Freude und den Mut an seiner Beweglichkeit.
Das zunächst nur schwergängige Gefühl sollten wir als leise, aber deutliche Aufforderung verstehen, unseren Blickwinkel für die belastenden Situationen in unserem Leben zu verändern.

Sollten …

Da wir, wie bereits erwähnt, Meister im Verdrängen, Aushalten und nun – aus der Sicht des Knies – auch im „Uns-Etwas-Beugen“ sind, wird diese *stille* Aufforderung unseren Lebensstil, für den Moment betrachtet, eher wenig beeinflussen. Schnell damit abgefunden, machen wir meist erstmal „unbehelligt“ weiter.
Aber dieser „Schatten“ wird uns in unserer Langsamkeit, die Dinge ins rechte Licht zu rücken, einholen, uns unsanft an unsere Demut erinnern und in die Knie zwingen.

Ok, bevor wir uns die Mühe einer umfangreichen Inventur unserer Innenwelt machen, lassen wir unser Sorgenkind erstmal von außen durchleuchten und bekommen in den allermeisten Fällen eine wirklich einleuchtende Erklärung (mit gratis Lösung) für unsere schmerzhafte Bewegungseinschränkung.
Und ja, ab einer gewissen Schmerz- und Belastungsgrenze wird das Knie sich über diese schnelle Erleichterung freuen. Umso mehr freut es sich in diesem Fall, wenn wir uns danach dankbar und demütig dem ursächlichen Grund für unsere Schmerzen und dem Unglück unseres Knies widmen.

Wenn uns unsere Knie aber einen gewissen Spielraum in unserer Handlungsweise und die Entlastung unseres Gesundheitssystems zugestehen, wäre ein wenig Licht auf unsere Füße zu werfen, gewiss eine einleuchtende Idee ...

Sobald sich unser Körper im Gesamten entspannen darf und unsere Knie durch die Erleichterung aufatmen können, hilft uns das, die De-Mut in Mut abzukürzen. Wir beleuchten unseren Umgang mit den belastenden, unbequemen Themen und es wird sich rasch zeigen, wie unpassend er geworden ist (oder schon immer war).
Die gesündeste Frage: „Wieso will ich es immer allen recht machen?", lässt sich nun nicht mehr so lässig aus der Liebkind-Perspektive beantworten.

Diese Frage holt uns in unserer Komfortzone ab und lässt uns erkennen, wie sehr wir unter diesem kindlichen Ausweichmanöver leiden und uns so selbst immer mehr in die Knie zwingen.

Wir sensibilisieren uns für ein klares und faires *NEIN,* wenn es gilt, Fürsorge für uns selbst zu tragen.

Natürlich gibt es Situationen, in denen wir gefragt sind und die uns bis zu unserer Belastungsgrenze oder sogar darüber hinaus, fordern. Nehmen wir diese „Aufgaben“ in unserer Mitte und Kraft klar an, wandeln wir die Qualität des Aus-HALTENs in kraftspendendes HALTEN. Nun können wir die Grenze zwischen „im Griff“ und „übergriffig“ erkennen und wahren.

Allein diese geistige Beweglichkeit wird unsere Knie in ihre Kraft zurückholen und „nur“ noch bei den schönen Dingen des Lebens zum Niederknien weich werden lassen.

Meditation

Stelle oder setze dich bequem hin und finde zu einer ruhigen Atmung. Schließe deine Augen und stelle dir vor, wie um dich herum viel dichter Nebel entsteht. Verbleibe einige Minuten in deinem Nebel und konzentriere dich nur auf dich und deinen Körper.
Nebel schärft den Blick für das WESEN-tliche …

Yoga Übung

Komme in eine Vorbeuge. Füße hüftbreit, Knie leicht gebeugt und Fersen leicht nach außen. Lege deine Hände links und rechts an die Unterschenkel außen und baue einen leichten Druck-Gegendruck auf. Zeitgleich ziehst du die Füße auf der Matte zueinander und die Sitzbeinhöcker Richtung Decke. Ziehe zudem die Brust leicht in die Länge und lasse dann dein Brustbein sinken. Wiederhole diese Abfolge. Atme dabei ein, bis du das Brustbein mit der Ausatmung wieder sinken lässt.

Unsere Füße

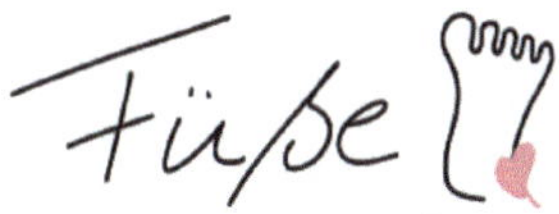

Hinterlasse deinen persönlichen Fußabdruck

20 Jahre Füße und die Geschichten, durch die sie mit ihren Menschen wandern … Diese Verbindung in ihrer Heilung zu unterstützen, war - und ist – meine Berufung.

Den eigenen Weg begreifen, die Neugierde auf die innere Welt und die Bereitschaft, auch unbequeme Wege in Kauf zu nehmen, sind Aufgaben, die unsere Füße mit uns teilen und tragen. Sind wir uns unserer Füße und unseres Weges bewusst, gehen sie mit Freude mit. Jeder einzelne Knochen in den Füßen, seine Sehnen und Bänder (das sind richtig viele Mit-wirkende ;)) werden ihre Beweglichkeit mit uns teilen und uns den sicheren Stand im Leben garantieren.

Aber leider pressen wir uns allzu oft in enge Glaubensmuster, um in unserer gefälligen Spur bleiben zu können, oder lassen uns durch übernommene Ängste bremsen. Wir verteidigen, ohne ehrlichen Abgleich mit den Wünschen unseres inneren Wesens, den „(Un-)Sinn des Lebens“ – den doch *alle* verfolgen – bis aufs Blut.

> „Wenn's doch alle tun" … Ist eventuell keine griffige Bestätigung unseres Handelns und tunlichst zu überprüfen …

Ja, sag ich, solch‘ Begrifflichkeit sollte längst überholt sein und führt eventuell, aber hübsch am Wesen-tlichen Ziel vorbei!

Gut, mag sein, dass eine komplette Kehrtwende auch nicht immer den richtigen Weg weist …

> Beruhigend … auch wenn uns der „falsche Weg" verzaubert, wir werden uns nicht sofort in „Meeresschaum" auflösen (wie die kleine Meerjungfrau) und die Musik der Erfahrung wird nachklingen und uns weitertragen.

Auch das gehört manchmal zu einer Lebensgeschichte, um uns in unserer Tiefe zu begegnen und zu verstehen. Es ist wohl unbestritten, dass wir uns – in hoffnungslos *verlaufen*-en Situationen – die Meeresschaum-Option, unbesehen der wertvollen Erfahrung, wünschen würden ;). Obwohl wir uns gerne als Prinzen und Prinzessinnen fühlen würden, bin ich mir sicher, dass fast jeder – bitte nicht über den Vergleich stolpern – tief im Inneren lieber Aschenputtel wäre. Wieso? Nun, Aschenputtel geht den Weg ihres Herzens, bleibt sich treu, verliert weder den Mut und ihre Würde, noch die Gewissheit, dass sich alles fügt. Das sind Eigenschaften, die wir wenig kultivieren, aber dennoch, tief in uns, bewundern. Da sich dies eher nicht am „gedeckten Tisch" mit „goldenem Besteck" lernt, wird dieser Wunsch (und die Füße gleich mit) verdrängt und versteckt, um weiterhin konform zu bleiben. Hierüber stolpern wir aber spätestens, wenn uns unfrei gewählte Fußspuren in eine Konformität drücken oder (dies *drückt* oft noch mehr ;)) es Spuren sind, die für *uns* nicht wirklich leichtfüßig begehbar sind.

> „Irgendwann habe ich den Absprung verpasst", ist der hier oft gehörte Satz, der tief blicken lässt.

Es ist wichtig, dass die Schuhe, in die wir schlüpfen, passen und wir immer gut abwägen zwischen dem, was uns einengt und dem, dem wir (noch*)* nicht gewachsen sind. Wenn uns diese wichtige Balance fehlt, wird uns das immer wieder schmerzhaft auf die Füße fallen und am Weitergehen hindern.

Deine Füße kennen den Weg. Bist du bereit, ihn mit Würde zu gehen?

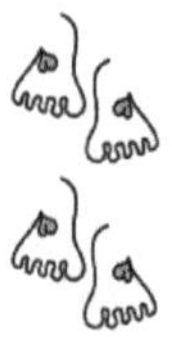

Sätze wie: „Es ist leichter“, „Ich gehe wie auf Wolken“, oder „Es hat meine Welt ver-rückt…“, bestätigen mich in meiner Arbeit und die so wichtige Verbindung zu unseren Füßen. Die Massage schärft die Sinne und den Fokus für unseren WESENtlichen Weg. Mit der nachhaltigen Erkenntnis: Es gibt kein „richtig“ oder „falsch“ (und genau genommen auch kein „eigentlich“ ;)), nur die Entscheidung für den *eigenen* Weg.
Vertraue – wie Aschenputtel und die kleine Meerjungfrau – dem Weg deines Herzens und sammle *deine* Erfahrungen. Selbst wenn dieser Weg manchmal schmerzhafte Fußabdrücke hinterlässt, oder es heißt, auch ein Stück mit „schmutziger Schürze“ zu gehen. Du trägst die Gewissheit in dir: „Das bin ich!“, und es ist richtig und gut so. Lass dich genau dorthin führen, wo dein Herz pulsiert und dich das Leben in seiner ganzen Spannbreite erwartet.

> Die Liebe deines Lebens bist du SELBST. Schlüpfe in „deine Schuhe“ und springe!

Hab den Mut dazu, glaube an dich und hinterlasse das schönste Muster in deinem Leben: Deine ganz persönlichen Spuren.

Meditation

Setze dich aufrecht auf einen Stuhl. Deine Füße, am besten barfuß, stellst du hüftbreit auf den Boden. Atme ruhig und schließe deine Augen.
Stelle dir nun vor, du stehst im Wald auf einem weichen Boden. Vor dir beginnen drei Wege. Laufe los und wähle den für dich richtigen Weg aus. Genieße den Spaziergang durch den Wald und sei dir bewusst, dass du jederzeit auf die beiden anderen Wege wechseln kannst. Sei ruhig mutig und versuche es …
Alle Bilder und Geräusche, die du wahrnimmst, sind wichtig und gehören zu dir. Wenn es für dich genug ist, suche dir einen Ausgang und öffne langsam deine Augen, nachdem du dreimal tief durchgeatmet hast.

Yoga Übung

Stelle im Fersensitz deine Zehen auf und dehne sie vorsichtig, indem du dich nach hinten beugst. Achtung, das ist erstmal schmerzhaft, aber sehr wirkungsvoll für deine ganze Körperrückseite.
Zur Gegenbewegung dehnst du dich erneut, nun auf den Fußrücken, indem du deinen Oberkörper nach hinten beugst und die Knie etwas anhebst. Deine Arme kannst du nach vorne ausstrecken, um das Gleichgewicht zu halten.

Unsere Hypophyse

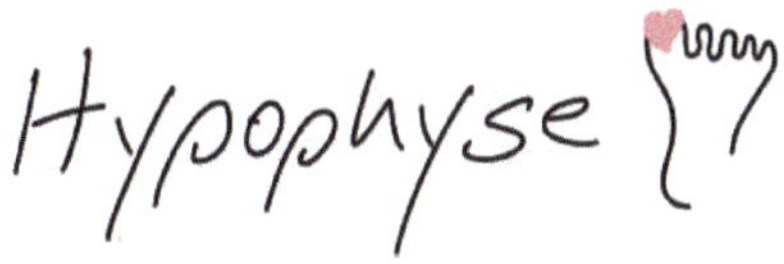

Der Glaube an den Himmel wurzelt im Glauben an dich selbst

„Nach Hause telefonieren!“, wer kennt ihn nicht, den legendären Satz aus „E.T. – der Film“?! Dies trifft die Bedeutung der Hypophyse im Kern. Sie ist unsere direkte Leitung zum Ursprung. Entstanden aus dem Ursprungsgedanken, *hervorgeholt* aus unserer geistigen Heimat … das sind WIR.
Wem das jetzt alles zu weit hergeholt (oder weggedacht) ist, der darf gerne weiter blättern. Nehme ich niemandem, wenn er mehr dem irdisch Greifbaren zugewandt ist, persönlich.
Für meinen Teil möchte ich mit dieser *unscheinbaren* Drüse etwas im Übersinnlichen hängen bleiben.

Für die Neugierigen sei vorweggenommen: Bei Unverständnis bitte ich euch, diesen Text mehrmals zu lesen. Denn hier ist das Nicht-Greifbare für mich schwer in Worte zu fassen.
Es gilt, zwischen den Zeilen zu fühlen. Hier wird sehr deutlich, wie schwer es für uns ist, das Un-Fassbare zu er-fassen, der Formlosigkeit Gestalt zu geben und vom „Werden“ zum „Sein“ zu gelangen.

Wer – trotz all unserem weltlichen Sinn – ein Gefühl für seine spirituelle Herkunft schätzt, tut gut daran, diese kleine Drüse zu pflegen und zu unterstützen.
Gut ist: Um unseren `Ursprung` zu finden, müssen wir weder weite Reisen noch große Anstrengungen auf uns nehmen. Der `Weg` dorthin ist eine `Reise` zu *uns* selbst. All das, was wir glauben im Außen suchen zu müssen, liegt tief in uns. Soweit die Theorie ;).
Das weniger Gute daran: Es ist genau diese `Reise` – die uns an den Ort unseres `Ursprungs` führt – die eine nicht-*greifbare* Angst und Unsicherheit in uns auslöst.
So identifizieren wir uns – „sicherheitshalber" – meist erstmal mit der sichtbaren Außenwelt, um uns `sinn`-voll zu positionieren. Eine frei gewählte, aber durchaus wackelige Angelegenheit, wenn wir dadurch das deutliche Knistern (das uns unseren schlechten Kontakt signalisiert) in der Verbindung zu unserer Hypophyse, überhören.
Schenken wir diesem Warnsignal kein Gehör, verschließen wir uns der Möglichkeit, in unsere Ursprungskraft (und deren wichtige Botschaft für uns) `hineinzuhorchen` und so an das Vertrauen ins Leben, das uns diese Kraft zu schenken vermag, zu gelangen.

> Geht uns das Vertrauen in unsere freie Wahl verloren, finden wir uns oft in einer Lebens-Sackgasse wieder …

In eine andere Sackgasse „finden" wir, wenn wir durch äußere Umstände das Vertrauen in einen größeren Zusammenhang verlieren. Prüfungen im Leben, die aus unserer Sicht so überhaupt nicht für einen gnädigen `Himmel` sprechen, machen es uns wirklich nicht leicht, im Vertrauen zu bleiben, oder uns auf den Weg dorthin zu machen. Als Entschuldigung – für unser mangelndes Vertrauen – hinken unsere Erklärungen wie: „Gäbe es den `Himmel` wirklich, würde *sowas* nicht geschehen!", in ihrer Wahrhaftigkeit. „**Wir**" *sind* der Ursprungsgedanke … In *uns* liegt unser individueller Anteil an der großen Verbindung von allem was *IST* – mit dem wir (bewusst … oder unbewusst) in einem stetigen `Kontakt` sind.

> Vertrauen bedeutet, dort anzurufen, wo sich dein „Gedanke" in deiner Wahrheit widerspiegelt ...

Richten wir dann, in den für uns schwierigen Zeiten, unseren Blick ausschließlich aufs Außen – unbedacht der tiefer liegenden Ursachen und ohne Reflexion *unseres* Mit**wir**kens – wird uns jegliche Erklärung, Be- und Entschuldigung ent-*täuschen.*

So verliert sich bei den meisten von uns, nach und nach, mit dem Vertrauen auch der Glaube. Die Hypophyse wird uns dann – zu allem Übel dazu - die Türe verschließen, um uns in unserer Durchzug-Mentalität leise zu „ermahnen". Nennen wir es gerne *abnabeln,* aber *rückwärts* gerichtet ;). Durch diesen Kontaktverlust und die nun fehlende Energie (die wir zuvor meist gar nicht wahrgenommen haben), entsteht ein Mangel in uns, der den wichtigen Zugang (und Glauben) zu uns selbst erkennen und fühlen lässt. Denn ***„Es"*** muss sich nicht verändern! ***„Wir"*** können – sehr viel mehr als uns bewusst ist – himmlisch mitbestimmen.

> Auch wenn wir nicht hören oder sehen wollen, wirkt der „Gedanke" durch alle Mauern - in uns - hindurch und spricht mit deutlicher Botschaft zu uns ...

Manchmal braucht es eine himmlische Um-Leitung. Wenn sich unsere Mitmenschen im Vertrauen zutiefst erschüttert und derart gelähmt fühlen, dass es ihnen kaum möglich ist, einen sinn-*vollen* Zusammenhang zu sehen und ihnen das Gefühl, eine freie Wahl (gehabt) zu haben, fehlt ...
Dann sind wir gefordert, den Menschen, die für eine gewisse Zeit in sich gebrochen scheinen, an unseren Glauben und Vertrauen ins Leben anknüpfen zu lassen.

Rufen wir unsere Füße an, um uns zu verbinden und mit ihnen vertrauensvoll in Richtung Heimat zu „denken" ...

Da die Massage der Füße einen wacheren Blick auf uns selbst bewirkt, wird dies auch für unsere Hypophyse spürbar. Die Zone selbst ist sehr empfindlich und gewährt *nicht* so leicht Zugang. Alles in allem hält uns unsere Hypophyse aber mit Freude wieder die Tür auf, wenn wir erkennen, dass wir eigenständige und selbstverantwortliche Wesen – die *meist* eine freie Wahl haben – sind. Dieses Erkennen öffnet uns erstmal einen Zugang zu unserer Kraft und zu unserer Aufgabe … Letztlich auch zu unserem Selbst, das uns dann wieder zurück zu unserem Glauben (an uns selbst) führt.
Diese Verbindung – zu unserer *tiefliegenden* Kraftquelle – und das damit verbundene Bewusstsein für die *größeren* Zusammenhänge, garantieren uns einen klaren Blick für unsere irdische Realität und die unendlichen Möglichkeiten des Himmels. Dann wandelt sich unsere Angst in Neugierde und weicht letztlich dem Vertrauen – in den für uns wichtigen Sinn dazwischen.

Aber Vorsicht: Je erleuchteter unser Blick auch wird; um eine gewisse Demut dem Leben gegenüber zu bewahren, hilft mir dieses Zitat (eines meiner Lieblingszitate): *„Vor der Erleuchtung Holz hacken und Wasser holen, nach der Erleuchtung Holz hacken und Wasser holen!“* Zen-Buddhismus *Verfasser unbekannt*

Das relativiert einiges und verhilft mir zu einem erdenden Punkt.

Willkommen zurück auf der Erde lieber Mensch! ;)

Meditation

Allem wohnt eine Seele inne. Alles verkörpert den Ursprung!
Gehe wachsam durchs Leben – spüre in jeder Begegnung, sei es mit Menschen, Tieren oder in der Natur, mal ganz bewusst den Raum dazwischen. Bedenke, es braucht ein wenig Übung, diesen Raum zu erspüren, da wir verlernt haben, ihn selbstverständlich wahrzunehmen. Doch allein die Bereitschaft dies zu tun, wirkt lebensverändernd.

Yoga Übung

Schiebe dich aus dem Vierfüßler (Hände leicht vor der Schulter ablegen) zurück in ein V (der herabschauende Hund). Lasse deine Knie leicht gebeugt und hebe die Fersen vom Boden. Aktiviere kraftvoll deine Hände, rotiere die Oberarme nach außen und kreiere Länge in deinen Schultern (Ohren auf Armhöhe). Ziehe nun sanft deine Sitzbeinhöcker Richtung Decke, deinen Bauchnabel nach innen, oben und lasse dein Brustbein sinken. Ohne den unteren Rücken zu runden, dürfen die Fersen Richtung Matte ziehen. Tief atmen nicht vergessen!

Unsere Zirbeldrüse

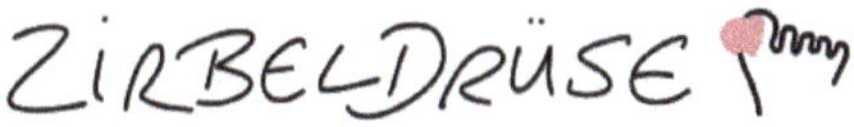

Schlafe für deinen Körper & wache für deine Seele

Diese unscheinbare Drüse ist der schönste Beweis dafür, dass Größe relativ ist und sich Kraft und Bedeutung nicht daran bemessen lassen. In ihrer – für uns meist unbemerkten – Existenz ist sie zudem ein „klitzekleiner" Hinweis, dass wir den *kleinen* Dingen im Leben zu wenig Aufmerksamkeit schenken. So gehen wir zu oft an dem wahrhaft Lebensfördernden vorbei; letztlich auch an uns selbst. Der ein oder andere wird von dieser kleinen Drüse, die in ihrem Schattendasein vielfach unbeachtet bleibt, schon gehört haben. Jedoch (ver-)drängen wir den unterschätzten Winzling meist in den Hintergrund und vergessen nicht nur ihn, sondern einen Teil unserer Seele gleich mit. Unsere Gründe dafür sind vielfältig, der Prozess schleichend und unbemerkt.

> Oft sind es die kleinen Dinge, die - in ihrer Bedeutung - wenig Aussage benötigen … Aber Großes be-wirken …

Die Zirbeldrüse ist der Wohnsitz der Seele hier auf Erden, munkelt man. Für mich ist unser ganzer Körper beseelt, gefühlt ist die Zirbeldrüse aber der Zugang, den die Seele uns gewährt.

Sicher ist: Sie steuert unseren Schlaf- und Wachrhythmus. Jeder von uns, Hand aufs Herz, weiß um seine Schlafbereitschaft, wenn unangenehme Konfrontationen anstehen, obwohl unsere Seele Support bräuchte. Ebenso kennen wir alle den nebulösen Aktionismus, der uns überfällt, wenn wir eigentlich dringend ausgleichende Ruhe zu unserer inneren Bewegung bräuchten. Die Folge: Wir können nicht ruhen und sind nicht wahrhaft wach! Unsere Zirbeldrüse, die Großes mit uns vorhatte, zieht sich immer mehr zurück, bis sie sich schließlich ihrer Aufgabe, die sie als nicht erfüllt sieht, entzieht. Dies setzt einen Teufelskreis in Gang, wo bald unklar ist, wer da zuerst *geschlafen* hat.

Holen wir uns einen *kleinen* Teil Achtsamkeit in unser Leben und bitten den Winzling über die Füße zurück ins Jetzt …

Die Massage verjüngt und öffnet unseren Geist, was einen erfrischenden Effekt auf unser System hat. Die Zone der Zirbeldrüse ist – durch unsere Unachtsamkeit gegenüber bedeutenden Dinge, die für unseren Seelen-Frieden wichtig sind – bei vielen Menschen kaum (oder nur sehr schmerzhaft) tastbar. Es braucht somit Zeit, Geduld und den *tiefen* Wunsch, sie wieder mit ins Leben zu holen. Hier liegt die *große* Chance, zu uns – als Ursprungsgedanken – zurückzufinden und an unsere mitgebrachte Aufgabe anzuknüpfen:

Wir sind spirituelle Wesen, die das Menschsein lernen dürfen …

Ein netter Nebengedanke: An dieser Stelle ist Anti-Aging sinnvoll und mehr als angebracht ;).

Meditation

Weißt du, wie Orangen riechen?
Lege deine Hände in der Rückenlage auf deinen Oberbauch. Atme sanft dorthin und lasse mit dem Ausatmen deinen Bauchnabel Richtung Boden sinken. Nun stelle dir vor, wie du einen Raum betrittst, der mit Orangenkisten gefüllt ist.
Atme den Duft dieser betörenden, orangefarbenen Früchte ein. Nimm eine Orange in die Hände und rieche an ihr. Öffne sie und atme den Duft erneut ein. Nimm das wohlige und befreiende Gefühl wahr.

Yoga Übung

Gib ein paar Tropfen Orangenblüten-Öl unter die Nase und zwischen die Augen. Setze dich bequem in den Schneidersitz oder auf einen Stuhl. Bring deine Hände gefaltet vor dein Gesicht. Zeigefinger berühren dabei die Stirn. Dann atme ruhig und tief, in Konzentration auf dein inneres Auge (Punkt zwischen den Augenbrauen).

Unsere Gebärmutter

Dieses Organ betrifft uns *alle*!

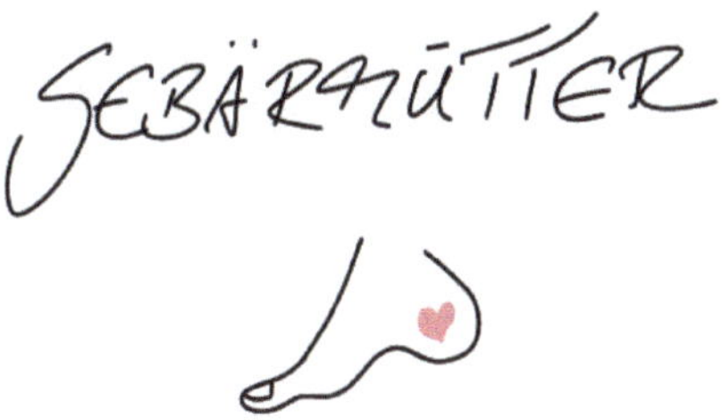

Dein Urvertrauen wurzelt in deinem Los-Gelöst-Sein

Machen wir einen Sprung vom gedanklich-geistigen, zu unserem körperlichen Ursprungsort. Dieses kraftvolle, behütende und nährende Organ ist – in sich – perfekt und vermittelt uns idealerweise neun Monate lang ein Gefühl, nachdem sich viele von uns ein Leben lang zurücksehnen … Als Individuum beschützt, in der Entwicklung gefördert und immer gut genährt sein.
Wenn uns dieses – perfekte – System eher unsanft in die Welt entlässt, entsteht deshalb ein Gefühl von Verletzlichkeit, das uns unsere existenzielle Abhängigkeit spiegelt. Wenn es uns dann (aus vielfältigen Gründen) schwer fällt, dieser Abhängigkeit – und schützenden Aufmerksamkeit – eigenverantwortlich zu entwachsen, uns dadurch Selbst-Sicherheit zu geben und an unsere nährende Urkraft bzw. an unser Urvertrauen anzuknüpfen, entsteht ein Gefühl der Unzufriedenheit und des Verlorenseins. Ungut für unsere seelische Gesundheit ist es, dieses so existenziell bedrohliche Gefühl dann aus Angst zu ignorieren und in die hinterste dunkle Ecke zu verbannen.
Das ist vergleichbar mit der Aufgabe, ein Kind an der Quengelzone im Supermarkt vorbeizuschleusen. Funktioniert eher selten und fällt einem oft wieder „auf die Füße" ;).

Vertrauen wir dennoch unserer Angst und entziehen diesem Gefühl (von dem wir uns be-lästigt fühlen) nun *unsere* Aufmerksamkeit, lassen wir so auch den kindlichen Teil unseres Wesens – der untrennbar mit dieser Gefühls-Last verbunden ist – im Dunkeln zurück. Dadurch wird es uns nicht mehr möglich sein, unser inneres Wesen – im Ganzen – zu verstehen und achtsam durch unser Leben hindurch mitzunehmen. Dieses Miss-Verstehen zieht meist eine rastlose und unerfüllte Suche nach Aufmerksamkeit nach sich.

> Unser lautes Defizit an Aufmerksamkeit spiegelt die Suche unseres kindlichen Wesens – nach seiner Vollkommenheit im Erwachsen-Sein.

Diese Suche können wir eine Zeit lang mehr oder weniger gut kompensieren und/oder projizieren, ohne den – tief verwurzelten – *stillen* Schrei (nach Verständnis) in uns wahrzunehmen. Allerdings wird das immer weiter zurückgedrängte, kindliche Begehren mit der Zeit lauter und wird sich sehr unangenehm Gehör verschaffen, da dieses (vergessene) Bedürfnis *so* schwer erfüllbar ist.

Der innere Druck, der auf diese Weise erstmal unbemerkt entsteht, ist durchaus vergleichbar mit dem unsäglichen Zorn des unzufriedenen Kindes, dem der Griff in die Naschtheke – nun mit Nachdruck – verwehrt wird. Der Körper kann dies eine gewisse Weile aushalten, bevor er den Druck, dann aber merklich (spürbar) für uns, ausgleichen muss. Nun, das ist dann genau *der* Moment, in dem sich *unser* Kind sehr lästig und deutlich „auf unsere Füße schmeißt" ;).

> Der achtlose Lärm im Außen spiegelt uns meist den stillen Schrei – nach Liebe – in unserem Inneren ...

Der unbewusste, innere Konflikt lässt zudem kaum erkennen, wer oder was mehr schreit: Das Gefühl des nicht gehörten „Kindes" oder der unzufriedene „Erwachsene".

Für sich allein ein Balanceakt, aber auch im Miteinander nicht zu unterschätzen. Wäre es doch um so vieles leichter, hätten wir unser „Kind“ vor der Quengelzone wahrgenommen, wachsen lassen und in nährende Bahnen gelenkt.

Mit dem Zitat eines Schriftstellers, der den literarischen Spagat zwischen erwachsen und kindlich brillant gemeistert hat, wenden wir uns für diese wichtige Verbindung vertrauensvoll unseren Füßen zu …

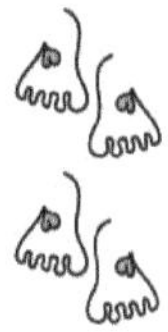

„Nur wer erwachsen wird und ein Kind bleibt, ist ein Mensch.“
Erich Kästner

Eine Massage dieser Zone bewirkt erstmal ein Loslösen von lästigen, belastenden Konditionierungen, die unser individuelles Wachstum verhindern und uns im Hier und Jetzt einschränken. Leistungsdruck, der sich der Gefühlswelt entgegenstellt, nicht hinterfragtes Rollenverhalten, das wenig Spielraum für Individualität zulässt und viele weitere, laute oder leise – aber zumeist tiefgreifende – Störfaktoren, die unsere Entwicklung verhindern.
Über die Körpertherapie ist ein Reset möglich. Wir können durch diese neu gewonnene Freiheit, die gebundenen (kindlichen) Anteile unseres inneren Wesens ent-binden, integrieren und zu unserer persönlichen Lebensvorstellung heranwachsen lassen.

> Gesundes Abnabeln bedeutet, in Liebe verbunden bleiben und ein nach „vorne“ gerichtetes SEIN!

Der Mut, sich den beängstigenden und manchmal eben auch lästigen Gefühlen – die nun frei erkennbar sind – zu stellen, richtet uns innerlich zu unserer vollen Größe auf.
So können wir dann losgelöst, beherzt und lustvoll selbst in der Quengelecke zugreifen. Dies lässt in uns ein – dem Leben zugewandtes – zufriedenes Gefühl entstehen und kultiviert eine sinnvolle, eigenverantwortliche Lebensweise.

Auch Situationen, die im frühkindlichen Alter zu Vertrauensbrüchen führten und bis in die Gegenwart ihren Tribut in Form von psychosomatischen Beschwerden fordern, können durch die Massage leichter verarbeitet werden. Für diese Tiefe, die nur durch viel Erfahrung (des Therapeuten) und Bereitschaft (des Klienten) erreicht wird, ist es ratsam, (parallel) eine psychologische Begleitung in Betracht zu ziehen.

Meditation

Wer hätte es vermutet; wir suchen unser „inneres Kind“ ;). Sei spielerisch und nimm es mit Humor. Die Tiefe kommt dann von allein. Suche dir einen stillen Platz. Schließe im Sitzen oder Liegen deine Augen, lasse deine Hände auf deinem Unterbauch ruhen und komme zu einer ruhigen Atmung.
Stelle dir einen Ort vor, der dir sofort in den Sinn kommt. Bleibe dort, egal wie unwirklich dir das vorkommt und schau dich um. Du wirst recht schnell dein inneres Kind finden. Da sei sicher! Nun überlasse ich es dir, ob du ihm näher kommen möchtest oder (noch) nicht.
Überfordere dich nicht, gehe immer wieder in Meditation an diesen Ort zurück, beobachte, wie er sich wandelt und wie sich deine Verbindung zu deinem „inneren Kind“ verändert. Es ist deine Geschichte …

Yoga Übung

Die Haltung des Kindes: Lege dich aus dem Fersensitz heraus nach vorne ab. Arme lang ausstrecken und tief in die Rippenbögen und den unteren Rücken einatmen. Wenn du magst, ziehe die Knie etwas weiter auseinander, sodass dein Brustkorb mehr Raum bekommt. Lasse mit dem Ausatmen dein Brustbein in Richtung Matte sinken.

Unser Becken

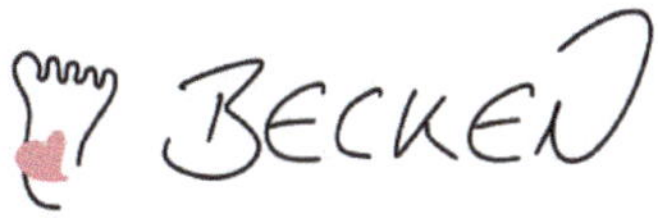

Wenn du lächelst, kann ich entspannen

Für viele Yoga-Praktizierende ist es das Tor zu unserer Erden-Kraft.
Mütter kennen dieses lebens-verändernde und -schenkende Tor, als schmerzhaften Zugang zu ihrer Ur-Kraft.

> Bewege dich - stets gehalten in deiner ur-eigenen Kraft - durch dein Leben ...

Hier können wir alle fühlen, wie stark unsere Verbindung zu uns selbst und damit auch zu unserer Erde ist. Vorgeburtlich schützt und trägt uns das Becken, um uns nach der Geburt sanft in dieser Kraft zu halten. So übernimmt unser Becken die wichtige Aufgabe, uns in unseren Bewegungen im Leben – stabilisierend – zu unterstützen. Wir sollten daher dankbar aus dieser Kraft schöpfen, sie für unsere Beweglichkeit nutzen und eine gesunde Balance zwischen An- und Entspannung entwickeln. Ist unser Becken in seiner Bewegung frei, können wir uns so fließend bewegen, dass eine ins Becken hineingedachte Kugel in Form einer liegenden Acht rollen könnte.

Versuche und fleißiges Üben sind erlaubt und Augenschließen hilft ;).

Unseren Bewegungen mehr Aufmerksamkeit zu widmen, so Ungleichgewichte wahrzunehmen und ihnen entgegenzuwirken, steht unser meist eng-getakteter (pausenloser) und allzu oft auch bewegungsunfreundlicher Alltag gegenüber. Oftmals entwickeln wir dabei aus bequemer Unbeweglichkeit eine dauerhaft ungesunde Haltung. Obwohl keiner von uns Stillstand schätzt, kultivieren wir ihn, „hübsch" verpackt mit allerlei Rechtfertigungen. Unsere Ausreden würden bei ehrlicher Betrachtung des Preises, den wir für unseren Haltungsfehler zahlen, schnell an Bedeutung verlieren.

> Unsere Haltung spiegelt vielfältig wider, wie wir *dem* und unserem eigenen Leben - auf allen Ebenen - begegnen!

Unser Becken wird – um im Gleichgewicht zu bleiben – eine Zeit lang versuchen, unsere Haltung auszugleichen und für eine gesunde Gegenbewegung kämpfen.
Lassen wir uns durch unsere Körperintelligenz allerdings nicht belehren und korrigieren, entsteht ein schmerzhaftes Ziehen, um uns wieder auszurichten und zu verhindern, dass unser Gleich-Gewicht kippt. Die so entstandene Spannung lässt uns dann kaum noch Raum, unsere Kraft im Leben vollumfänglich zu nutzen und dem Leben aufrecht und flexibel zu begegnen.
Das geht soweit, dass selbst *die* Haltungen, die zur Entspannung dienen, unangenehm sind und uns so schmerzhaft an unsere fehlende Erdung – und das verloren-gegangene Gefühl für uns selbst – im Leben erinnern. Mit unserem Becken kippt nun ebenso unsere Stimmung in eine Richtung, die keinem Halt mehr gibt und sehr gewichtig ist.

Lösen wir uns aus dem Stillstand – bewegen uns gedanklich zu unseren Füßen – und erinnern uns an unseren wichtigen Halt im Leben …

Allein die Entscheidung für die Fußmassage signalisiert unserem Körper, dass wir bereit sind, uns selbst und damit auch dem Leben zu begegnen und nicht mehr auszuweichen. Dies löst den schmerzhaften Zug und vermittelt ein Gefühl der Leichtigkeit, die uns in unsere kraftvolle Aufrichtung zurückhilft.
Wir lernen der Sprache unseres Körpers zu lauschen, nehmen die inneren Bewegungen wahr und können sie konstruktiv in unsere Außen-Bewegungen einfließen lassen.
Das „aber" in unserer Lieblingskombination: „Ja, aber", verliert dann an Bedeutung und verschafft dem „Ja" mehr Raum.
Es ist ein **„JA!"** für mehr Vertrauen in den Fluss des Lebens und die Kraft, sich in den alltäglichen Herausforderungen selbst aufzufangen und liebevoll zu halten. Verstehen wir die liegende Acht in unserem Becken als Unendlichkeitssymbol unserer Bewegung und Kraft im Leben! Jede Richtung ist erlaubt. Hören wir also niemals auf, uns zu bewegen und an unserer ur-eigenen Kraft festzuhalten. Aus jeder geerdeten Bewegung heraus, findet sich leicht eine Haltung, die uns unsere gewichtige Richtung im Leben weist.

An dieser Stelle lege ich meinen Klienten (mal mehr, mal weniger erfolgreich ;)) ans Herz, ihre Haltung mit Sport zu unterstützen. Unsere Muskulatur möchte gerne gefordert werden, um in ihrer ganzen Kraft für uns wirken zu können.

Meditation

Setze dich im Schneidersitz auf die Matte, einen Zafu oder auf einen Stuhl. Wichtig: Spüre deine Sitzbeinhöcker, sitze aufrecht, mit entspannten Schultern und entspanntem Kiefer. Lasse deinen Atem ruhig fließen.

Nun stelle dir vor, an einem Baum zu sitzen, spüre den Stamm in deinem Rücken, die Erde unter dir und die volle Krone über dir.

Fange an, durch die Erde unter dir einzuatmen und über deinen Kopf auszuatmen. Halte kurz inne und atme über die Krone bzw. den Himmel ein und über das Erdreich wieder aus. Spüre die Kraft, die sich in deinem Körper zeigt und nimm die Verbindung zwischen dem Himmel und der Erde. Beende die Übung mit der Ausatmung über das Erdreich. Verweile dann noch ein wenig ruhig atmend mit diesem Gefühl am Baumstamm.

Yoga Übung

Die tiefe Hocke: Um das Becken zu befreien, sind alle Übungen, die der Hüftöffnung dienen, gut. Diese Übung stabilisiert zudem den unteren Rücken.

Füße parallel und hüftbreit. Bei Bedarf, um den unteren Rücken gerade zu halten, etwas breiter stehen und die Füße nach außen drehen. Senke dein Becken nun ab, bis in die tiefe Hocke. Fersen dürfen angehoben werden. Unterschenkel und Füße sollten in einer Linie bleiben. Lege deine Ellenbogen von innen an die Knie und baue hier Druck und Gegendruck auf. Falte die Hände, um dabei stabil zu bleiben. Ziehe deine (gerade) Wirbelsäule mit dem Einatmen in die Länge, schiebe deine Sitzbeinhöcker nach hinten und auseinander. Das öffnet Becken und Hüfte.

Unsere Geschlechts-Merkmale

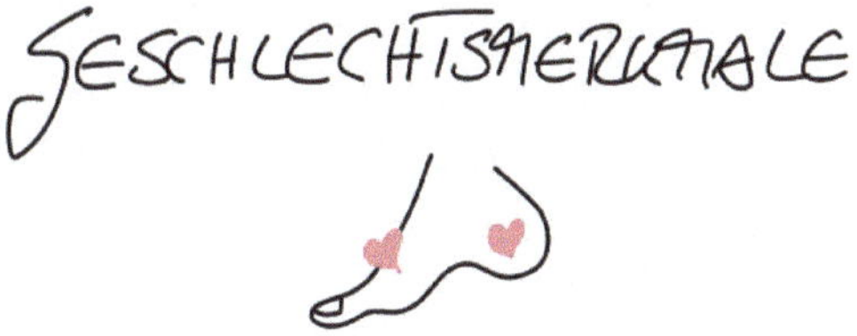

Unser sinnvollstes Merkmal ist die Menschlichkeit

Biene oder Blume?

In der heutigen Zeit sind unsere „fleißigen“ Diskussionen über die gender-gerechte Sprache und unsere Diversität beispielhaft dafür, dass unser „Adam & Eva Bild“ noch lange nicht ausdiskutiert ist. Ein wenig Bewegung in unseren althergebrachten Strukturen, die das Bild unserer Geschlechter-Rollen über die Geschlechts-Merkmale recht eindeutig definieren, schadet ganz gewiss nicht. Auch die ein oder andere Pause in unserer Sprechweise lässt uns eventuell kurz innehalten und für unsere Individualität aufhorchen, eventuell … Über die Sinnhaftigkeit lässt es sich hier „wunderbar“ und *auch* individuell debattieren. Wer’s mag.
Allerdings führt jede extreme Haltung und das Schaffen von etwaigen „Kriegsnebenschauplätzen“ definitiv nicht zu unserem – oft gewünschten – Selbst-Frieden.

> Lenkt uns die Wichtigkeit des Ausdrucks unserer Geschlechtsmerkmale eventuell von unserem Identitätskonflikt ab?

Halten wir hier kurz inne und halten eine unserer wichtigsten Gemeinsamkeiten fest: Wir sind durch beide Geschlechter entstanden. Hier fand also zusammen, was zusammen gehört. Bis dahin (eigentlich) recht einfach – eventuell ;). Aus Zwei mach Eins – ist gleich ein Individuum?! Und wie das Eigentlich schon vermuten lässt, dennoch alles andere als leicht und eben nur eventuell. Was hier seinen fruchtbaren Anfang findet, mündet leider allzuoft in einem Identitätskonflikt. Unser Körpersystem ist (evolutionsbedingt) meist auf ein Geschlecht festgelegt, um so unseren Fortbestand zu sichern. Kommen wir zu unserem Eigentlich zurück ;). Manchmal hat unser inneres Wesen aber andere Wege geplant, die eventuell die Wünsche der Natur und somit auch die althergebrachten Wege unangenehm kreuzen.

Dieser Konflikt wird in einer Welt, die auf Geradlinigkeit „programmiert" ist, meist erstmal im Keim erstickt. Dass sich das für unseren Körper, der auf seine ganz individuelle Weise erblühen möchte, wie Hochverrat anfühlen muss, dürfte verständlich sein.

Sicher ist: Wird unser tiefer Wunsch nach Individualität (ob konform oder nicht) in Frage gestellt, unterdrückt oder abgelehnt, kann das – aus Sicht unseres Körpers *und* unseres inneren Wesens – in vielerlei Hinsicht durchaus existenziell bedrohlich wirken. Für manche von uns beginnt hier ein stiller Kampf, der kaum mehr mit Bienen und Blumen erklärbar ist. Die innere Zerrissenheit zeigt uns, in welcher Tiefe dieser Kampf wurzelt und verstanden werden möchte. Wenn wir gedanklich kurz zurück zur Hypophyse wandern und uns erinnern, können wir dort Antworten finden, die uns helfen, mit uns selbst Frieden zu schließen, den wir dann im Außen vertreten können.

Diesen schmerzhaften Kampf ausschließlich im Verborgenen auszutragen, hält uns in unserem *Wesen*-tlichen Ausdruck zurück, was letztendlich jede authentische Lebensbewegung erschwert oder verhindert.

In vielerlei Hinsicht verliert sich so unsere Empfänglichkeit und Fruchtbarkeit im Leben.

Halten wir uns an die 70er – Peace & Love und machen zumindest mal die Füße nackig …

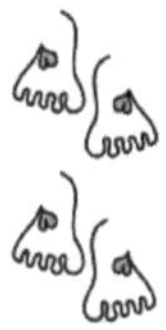

Auch in diesen Organzonen (der primären Geschlechtsmerkmale) findet erstmal ein Reset statt. Wir können uns von einengenden Gedanken und trüben Gefühlen lösen.
Unser Lebens-*wichtiges* Gefühl – Mensch sein zu dürfen – steht wieder im Vordergrund und wir schöpfen den Mut und die Kraft, uns unserer Identität zuzuwenden. So können wir uns von dem sinnlosen Geschlechterkampf (in uns) abwenden. In dieser Leichtigkeit rückt auch wieder die Frage in unseren Fokus: Biene oder Blume? Wieso kultivieren wir nicht beide Qualitäten in unserem Leben? Wir dürfen alle passiv und aktiv, befruchtend und empfangend sein. Schärfen wir unsere Sinne für die Bedeutung unserer weiblichen und männlichen Anteile, die wir individuell miteinander verbinden und in uns tragen *dürfen*. In dieser Balance können wir uns nun als vollständiges Wesen dazwischen wahrnehmen.
Unser Zeitgeist „schreit" förmlich danach, dass wir über den Ausdruck unseres gefühlten Selbst wahrgenommen werden – und nicht ausschließlich über unsere Geschlechtsmerkmale.

Wir sind alle vereint und dürfen uns dennoch als Individuen spüren. Das ist das Privileg unseres freien Geistes - den wir sinnvoll nutzen sollten …

Dies sensibilisiert uns für unsere wahrhaftige innere Welt und vertieft den Respekt für die spannende (ebenso einzigartige) Gefühlswelt unseres Gegenübers. Mit dieser Selbstakzeptanz finden nicht nur wir selbst in ein erfülltes Dasein, sondern vermitteln auch ein unerschütterliches Selbstvertrauen, um diejenigen mitzunehmen, die weniger mutig sind und unseren Support so dringend benötigen.

Biene oder Blume? … Enjoy the flowers and just be(e)!

Meditation

Das Wesen in dir …
Setze dich bequem und aufrecht mit geschlossenen Augen auf einen Stuhl oder auf deine Matte. Halte beide Hände, mit den Handflächen nach oben geöffnet, links und rechts von deinem Körper weg. Deine Ellenbogen dürfen am Körper anlehnen. Nun stelle dir bildlich vor, dass du eine Waage bist, die in der linken Hand die Weiblichkeit und in der rechten die Männlichkeit sitzen hat. Was wiegt schwerer? Wie fühlst du dich dazwischen? Sind die Seiten vertauscht?
Suche hier gerne für dich einen Ausgleich und lasse deine eigenen Bilder entscheiden. Wenn du deine innere Waage ins Gleichgewicht gebracht hast, konzentriere dich wieder auf deine Mitte und fühle den Raum, der dadurch in dir entstanden ist.
Wiederhole diese Meditation immer mal wieder ;).

Yoga Übung

Schmetterling: Setze dich im Schneidersitz auf deine Matte und lege die Fußsohlen aneinander. Lasse nun deinen Oberkörper nach vorne über deine Füße sinken. Arme dürfen ausgestreckt sein oder du legst deine Unterarme auf den Unterschenkeln ab. Sinke nun mit der Atmung immer tiefer und spüre, wie dein Körper weich wird und nachgibt.
Sei passiv, schließe deine Augen und lasse die Bewegungen (auch in dir) zu. Stehe nun, aus dem Schneidersitz heraus, auf, strecke die Arme Richtung Decke und dehne dich nach links und rechts, nach vorne und leicht nach hinten. Ziehe deinen Bauchnabel dabei beim Einatmen nach innen und oben, um mehr Länge zu kreieren.
Drehe dich danach mit den Armen, seitlich (in der Waagrechten) ausgestreckt, rechts herum. Drei- bis fünfmal reicht. Dann bleibe mit geschlossenen Augen stehen, lege beide Hände auf die Brust und lausche (oder folge) deiner inneren Bewegung, die immer da ist.

Unsere Zähne

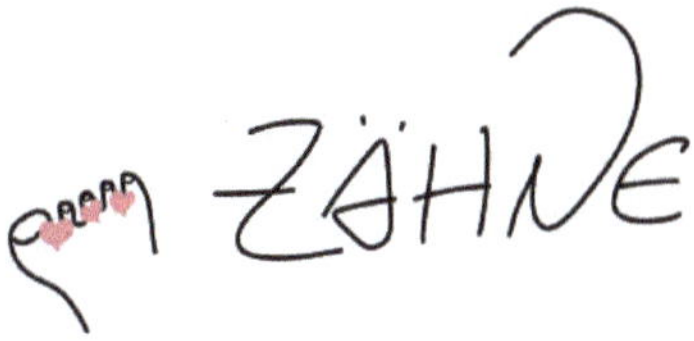

Beißt **du dich noch durch, oder** lächelst **du schon?**

Unsere Zähne: Fluch oder Segen? Diese Frage lässt sich wohl nur sehr individuell und je nach Tagesform beantworten. Ein Biss in den sauren Apfel ist für unsere Zähne in jedem Fall ein Segen, den die Seefahrer (oft auf schmerzliche Weise) vermissten. Oberflächlich betrachtet, sind sie unsere hilfreichsten und widerstandsfähigsten Werkzeuge sofern sie gesund sind – und dafür da, mit uns die Schmankerl des Lebens zu zer-teilen.
Sind sie dann obendrein schneeweiß und gerade gewachsen, ein wahres Sinnbild für Jugend, Gesundheit, Schönheit und Wohlstand. Wenn nicht, lässt sich auch dies in unserer Welt recht schnell, aber nicht wirklich kostengünstig und nicht immer schmerzfrei verändern. Der Gesundheitsaspekt rückt hier oft in die zweite Reihe. Fraglich, ob es wirklich *unsere* Vorstellung ist, einem von außen dirigierten Schönheitsideal zu folgen. Ist uns das Spiegelbild wirklich wichtiger als der Spiegel unserer Zähne? Diese sind mit unserem Körpersystem eng verbunden und geben uns genaueste Auskunft über unsere innere Balance. Sie spiegeln uns deutlich, wo wir im Leben schief liegen, Ausgleich suchen sollten und mehr oder weniger Abstand benötigen.

Zudem signalisieren sie uns ein-druck-svoll, wo ein Durchbeißen nur noch Schmerzen bringt und unsere Substanz angreift, wodurch uns schlimmstenfalls Verlust droht.
Hilft nix, wird der ein oder andere, mehr oder weniger reiflich überlegt, rekapitulieren – und dennoch seine Zähne zusammenbeißen.
Die Schmerzen werden von uns meist erstmal ignoriert, bis die Substanz unserer starken Helfer nachgibt. Nachgiebig werden *wir* dann spätestens, wenn der Schmerz uns weich werden lässt und sich tief bis in unser Bewusstsein bohrt und nicht mehr zu ignorieren ist.
Die anfänglich gestellte Frage wird nun „undeutlich“, aber eindeutig beantwortet. Allerdings wird hier alles Fluchen wenig Erleichterung und keinen schmerzfreien Segen bringen.

Verbissen und tapfer verfolgen wir dennoch unsere Ziele weiter. Die Korrektur unserer Zähne überlassen wir – in diesem Stadium optionslos – erstmal dem Zahnarzt, ohne (für uns selbst) an die Wurzel des Übels zu gelangen. Da sich die wenigsten unter uns für „Fluch der Karibik“ bewerben möchten, verpassen wir danach der härtesten Substanz unseres Körpers eine Schutzschiene, um uns auch nächtlich, tapfer und heldenhaft, durch den Schlaf beißen zu können. Keine „Sorge“, da ich diese (wenig attraktive) Option kenne, zaubert mir dies auch kein wirkliches Lächeln ins Gesicht ;).

Gönnen wir unseren Zähnen ein „Land in Sicht“, ob ihrer harten und aussichtslosen Arbeit und suchen mit den Füßen heldenhaft nach unserem sauren Apfel im Leben …

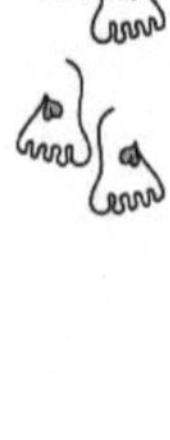

Ich bin mir sicher, dass jeder, der sich in seinem Leben schon schmerzhaft `durchbeißen` musste, die Fußmassage als Segen und druckentlastend empfindet. Mit dem Gefühl der Erleichterung verblasst so manches wichtig geglaubte Lebenskonzept und lässt uns unser `Wertesystem` neu überdenken. Wir entwickeln den nötigen `Biss` und den Mut, im richtigen Augenblick den Druck rauszunehmen.
Alles vermeintlich `Lebensnotwendige` wird – im Abgleich mit uns selbst – neu definiert. Mag sein, dass einige `Brücken` notwendig bleiben. Dennoch schaffen wir es mit der Zeit, darüber hinweg und über die vergangene `Verbissenheit` hinaus, zu lächeln. Das hilft ungemein, dem ein oder anderen, was uns `ungefragt` zu nah kommt, höflich, aber bestimmt, die „Zähne zu zeigen"!

> Das seelische Whitening macht nicht nur schön, sondern auch happy ;)

Dies verdeutlicht einmal mehr, wieso mein Lieblingspirat Captain Jack Sparrow auch *mit* `lückenhaftem Lächeln` sexy ist ;).

Meditative Übung

An dieser Stelle empfehle ich, immer mal wieder ganz bewusst die Zunge vom Gaumen zu lösen und drei bis fünf bewusste Atemzüge zu nehmen.

Oder die Zunge nach hinten rollen. Mit der Unterseite fest gegen den Gaumen drücken. Fünf bis zehn Atemzüge.

Yoga Übung

Jede Yoga Übung, die wir – ganz bewusst – in Kontakt mit unserem Körper, aus unserer Tiefe heraus praktizieren, nimmt uns den Druck.

Komme in den Vierfüßlerstand. Halte deine Schultern aktiv und ziehe deinen Bauchnabel leicht nach innen und oben.
Lasse nun mit den Ausatmen nur deinen unteren Rücken sinken und mit dem Einatmen wölbst du ihn drei- bis fünf Mal. Ziehe danach deine Sitzbeinhöcker mit dem Ausatmen leicht zusammen und mit dem Einatmen auseinander. Ebenso drei- bis fünfmal.
Nun kreise dein Becken drei- bis fünfmal in die eine, danach in die andere Richtung
Wichtig! Löse deine Zunge während den Übungen vom Gaumen.

Unsere Leber

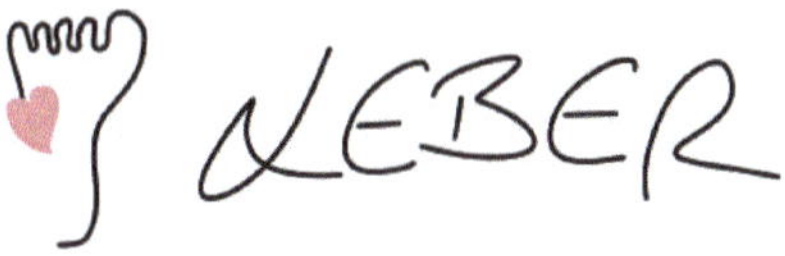

Gehe voran, aber mit Bedacht, sodass die Sanftmut **über deinen** Ärger **wacht**

Oft unterschätzt, meist überfordert und selten beachtet. Das ist das Bild der Leber, welches sich mir im Laufe meiner Praxisjahre gezeigt hat. Unsere Leber leistet unermüdlich einen Knochenjob in unserer hektischen Zeit. Den meisten von uns ist dies, wenn sich keine unangenehmen Symptome zeigen, allerdings kaum bewusst. Unsere Leber ist ein kraftvoller und wahrhaft Recht-schaffen(d)er Filter. Als sicherer Speicher für Wichtiges, wird sie Unwichtiges wertfrei und (für uns) sinnvoll umwandeln oder entsorgen. Felsenfest steht sie uns *immer* hilfreich zur Seite. Eine tapfere Kriegerin, die uns bis zur Erschöpfung ihren Dienst anbietet, bis auch sie des Kämpfens müde ist. Diese Müdigkeit können wir recht lange mit Erfolg verdrängen und erleben somit *selbst* diesen Kampf, in vielerlei Hinsicht. Oft ist es unbändiger Ärger, der unserer inneren Ruhe (die uns als wichtiger Kraftspender dient) entgegenwirkt. Bis zu dem Punkt, an dem uns letztlich der Sinn unseres Kampf-Geistes verloren geht und wir uns nur noch müde durch den Tag kämpfen.

Alles Ärgerliche läuft dann zehrend vor uns her und verdeckt zunehmend den Blick für die dahinterliegende Ursache. Die meisten werden beim Lesen dieser Zeilen gewiss dem bleiernen Gefühl nachspüren können, ohne dafür auf Spurensuche gehen zu müssen.

> Unbestritten; unser Ärger folgt nie dem Pfad des inneren Friedens und dient keinem Sinn-vollen Sieg ...

Legen wir kurz die Waffen beiseite und folgen der „weißen Fahne“, die unsere Füße schon lange schwenken …

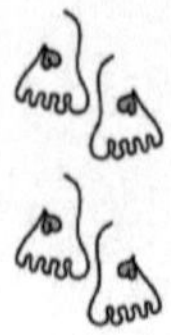

Eine Massage dieser Zone bedeutet erstmal, viel Anspannung und den damit verbundenen Ärger, hinter sich zu lassen. Dadurch wird unser Leben verträglicher und unsere müde Kriegerin kann erleichtert aufatmen.
Wir finden neue Wege, um den Konfrontationen im Leben friedlich zu begegnen. Unser neugewonnenes Vertrauen und unsere Offenheit helfen, die zugrundeliegenden Ursachen des Ärgers zu sehen und konstruktiv in unser Leben einzubinden, um letztendlich daran wachsen zu können.

Wenn wir dem Lebensfluss in dieser Form begegnen und dieses tapfere Organ unterstützen und schützen, entwickeln wir mit der Zeit eine ruhige und kontinuierliche Kraft, die uns hilft, bewusst für unsere Ziele einzustehen. So können wir nach und nach ein authentisches Durchsetzungsvermögen kultivieren.

Unsere friedvolle Kriegerin wird uns für diesen Respekt ihr gegenüber und den sinnvollen Sieg über uns selbst, mit unerschütterlicher Treue danken.

Meditation

Lege dich bitte flach auf den Boden (auf eine Decke oder Matte). Spüre, wie dich der Boden trägt und nimm erstmal ein paar tiefe Atemzüge. Nun stelle dir vor, dass du auf einem sehr hohen Berg liegst und all die Situationen und/oder Menschen, die in dir Ärger oder Stress verursachen, bleiben tief unten im Tal. Atme nun tief in deinen rechten Rippenbogen und in die Leber ein (lege dabei deine Hand auf die Leber). Atme dann sanft wieder aus. Stelle dir vor, wie diese Menschen und Situationen (mit jedem Atemzug) immer friedlicher werden.
Tue dies so lange, bis du nur noch Stille in dir und im Tal wahrnimmst. Lasse deiner Phantasie gerne ihren Lauf. Alle Bilder, die sich zeigen, dürfen sein!

Yoga Übung

Setze dich mit gegrätschten Beinen auf die Matte. Knie bitte leicht beugen, Füße flexen und deine Beine nur so weit grätschen, wie es dein Rücken in einer geraden Haltung erlaubt (der untere Rücken sollte leicht nach innen gewölbt sein). Strecke nun die Arme in Richtung Decke. Gewinne Länge im Oberkörper und dehne dich dann zuerst in Richtung des rechten Beins. Atme tief in deinen linken Rippenbogen. Bitte nicht wippen, sondern nur mit dem Atem tiefer sinken! Danach die andere Seite. Fünf bis zehn Atemzüge pro Seite.

Unsere Gallenblase

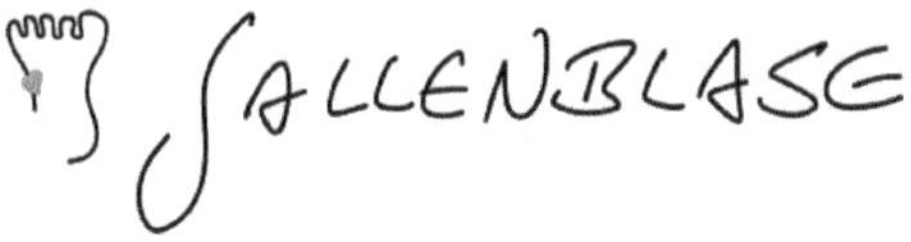

Finde einen Weg, deine Wut in Mut zu verwandeln, um der bitteren **Seite des Lebens** Süße **zu verleihen**

Die Galle ist das Keller-Kind der Leber. Gesund und kraftvoll, dient sie als Backup und kann so das „weniger Süße“ in unserem Leben kompensieren. Wenn unsere Leber des Kämpfens müde ist und den unnützen Ärger – und unsere Bitterkeit darüber – ungerechterweise in den Keller ver-lagert, um sich ihren Raum zurückzuerobern, wird es auch der Galle irgendwann zu viel. Sie geht, im wahrsten Sinne des Wortes, über und produziert als Warnung richtig fetten Ärger.

> Schaffe dir Sinn-vollen Raum und entrümple deinen über-vollen Keller, bevor sich deine Bitterkeit sinnlose Auswege sucht …

Wenn uns dieser (unser) Ärger sehr bitter aufstößt, sollten wir ***diesen*** antrainierten Schluckreflex unterdrücken und den Dingen, die uns immer wieder verärgern und/oder wütend machen, mehr Aufmerksamkeit schenken.

Gehen wir dennoch unseren unaufgeräumten `inneren Spuren` nicht nach und schlucken den bitteren Groll hinunter, wird uns dieser `tief` berühren und unserem `Keller-Kind` mehr als nur unangenehm auffallen.
Es wird sich mit aller Kraft und Wut dagegen auflehnen und den belastenden `Unrat` nun `unwiederbringlich` hinausbefördern. Diese unkontrollierte `Wut` überrennt dann oftmals nicht nur uns selbst, sondern auch alles, was in diesem Moment `zufällig` unseren Weg kreuzt. Die Spuren, die dieser Ausbruch (innerlich oder äußerlich) hinterlässt, ähneln dann eher einem „Schützengraben", der wenig `Gleich-Mut` verspricht.

Da der „Fußweg" von der Leber zur Galle `direkt` und ohne `Umweg`

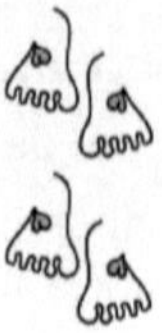

ist, folgen wir ganz einfach unserem `Ärger` in den `Keller` …

Eine Massage dieser Zone, die sich (tief verborgen) in der Leberzone befindet, nährt die `kleine`, aber durchaus `kräftige` Gallenblase. Über unsere Füße können wir sie in ihrer hilfreichen Arbeit unterstützen, das ein oder andere `Schwerwiegende` in unserem Leben leichter zu verdauen. Wir trauen uns, tief `hinunter` zu blicken und erkennen nicht nur unsere Wut, sondern auch das ein oder andere verstaubte, traurige `Bild`, das sich darunter verbirgt. Wenn du nach den ersten Massagen etwas schneller aus der Haut fährst oder vor Wut weinen könntest, sei sanft und geduldig zu dir. Die Balance zwischen `Hinunterschlucken` und unkontrolliertem `Ausspucken` zu finden, dauert seine Zeit ;).

Meditation

Verwende hierfür gerne den Yoga Schmetterling als Haltung.
Atme ein und zu deiner Gallenblase hin und stelle dir mit dem Ausatmen kleine Seifenblasen vor, die aus deinem Körper heraus nach oben schweben. Mache dies solange, wie es sich für dich richtig anfühlt. Manche Seifenblasen verschwinden, andere platzen ganz sanft und wiederum andere fliegen einfach höher. Lege dich danach ein paar Minuten zum Nachspüren auf den Rücken.

Yoga Übung

Schmetterling: Lege im Schneidersitz deine Fußsohlen aneinander und schiebe die Fersen weiter von dir weg, wenn dir das angenehmer ist. Greife nach den Füßen und lege deine Unterarme auf die Unterschenkel.
Lasse deinen Körper mit der Atmung nachgeben und beuge dich immer weiter über deinen Schoß. Entspanne Beinrückseiten und Rücken. Verwende gerne für deine Stirn ein Bolster (Yogakissen), zum Abstützen.
Variation - Lege den Oberkörper nach hinten ab.

.

Unsere Haut

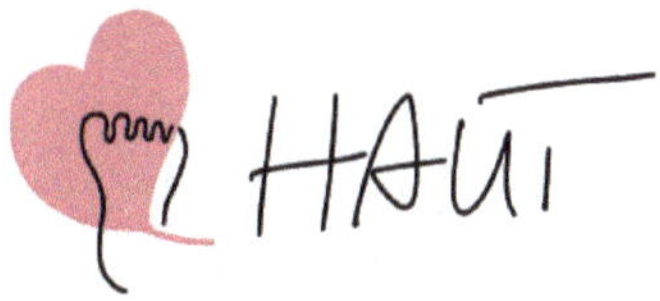

Ich begleite dich durch die Jahreszeiten deines Lebens

Unsere Haut: Ein passender Mantel, der unser ganzes Leben mit uns mit-wächst. Sie warnt und schützt, atmet *mit* und *für* uns – und erinnert uns an die feinfühlige Verbindung zu unserer Außenwelt. Unsere Haut ist manchmal ein unangenehmer Spiegel dessen, was wir – bewusst oder unbewusst – versuchen unter der Oberfläche zu halten. Ärgern möchte sie uns damit allerdings nicht! Unser Mantel bringt uns so mit uns selbst in Kontakt, wodurch wir die Ungleichgewichte *unter* den oberflächlich betrachteten Schichten erkennen können. Über dieses Alarmsignal unserer Haut, finden wir einen Weg dahin, wo es in uns nach Heilung ruft. Es fordert uns auf, (unsere) Wege zu suchen, die uns Linderung an dieser, bis dahin unbesehenen, Stelle verschaffen können.
Das veranschaulicht, dass die Haut als direkte Brücke von der sicht- und fühlbaren Oberfläche, zu unseren eingeschlossenen und meist tief verborgenen (zartbesaiteten) Gefühlen dient.

.

> Unsere Haut ist ein Wegweiser zu unseren zarten Gefühlen in der Tiefe, die es zu entschlüsseln gilt, wenn unser „Mantel" zwickt, kratzt, juckt oder schlicht zu eng wird.

Als sensible Brücke zur Außenwelt lässt sie uns wissen, wer oder was uns angenehm ist oder uns doch unangenehm *zu* nah kommt. Sie kann uns frösteln lassen oder wohlig wärmend auf uns wirken. Manchmal lässt sie uns aber schlichtweg fühlen, was uns „*unter* die Haut“ geht.

Die Haut als Kontrollorgan zeigt uns zudem sehr deutlich, wo es gilt, sich dem Leben zu öffnen, um wachsen zu können und wo es sinnvoll ist, einmal mehr zu prüfen, was wir durch- oder zulassen.

Würden wir unsere Haut fragen, wie *sie* sich fühlt, bekämen wir sehr wahrscheinlich oftmals keine nette Antwort.
Fühlen wir allerdings ihrer Kritik an unserem Lebensstil und Umgang mit unserem pflege-bedürftigen „Kleidungsstück“ nach, wird uns schnell bewusst, wieso *sie* stinksauer ist und sehr gerne *ihrerseits* aus der Haut fahren würde.

Lassen wir unseren Mantel an und ziehen für dessen Pflege und die Versöhnung mit uns selbst, die Strümpfe aus …

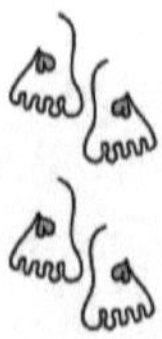

Allein das Berühren und Massieren von unseren Füßen verschafft uns ein sehr wohliges Körpergefühl, das uns zu einer authentischen Selbstwahrnehmung führt.

Die Ehrlichkeit zu uns selbst lässt nach und nach unser Selbst-Verständnis und das Vertrauen für unsere vielschichtige Gefühlswelt, wachsen. Wenn wir das Gefühl haben, unser Mantel gewinnt die Kraft zurück, die er mitgebracht hat, können wir unter diesem Schutz mutiger werden und uns *so* zeigen, wie wir sind.

> Wir sind zarte Wesen, mit einer enormen Widerstandskraft!

Kreieren wir eine zarte und verbindliche Abgrenzung, die uns in unserer Welt *immer* ein schützendes und wärmendes Gefühl schafft, welches wir so, wegweisend, in unseren Verbindungen vermitteln können!

Meditation

Stelle dich entspannt und aufrecht auf eine Matte oder auf eine warme Unterlage. Atme tief und ruhig, mit geschlossenen Augen. Entspanne nun, ganz bewusst, deine Arme und Schultern.
Stelle dir vor deinem inneren Auge vor, wie sich ein viel zu großer Mantel (in einer dir angenehmen Farbe) über dich legt. Fühle, wie warm und angenehm es sich anfühlt und atme tief und ruhig weiter. Von Atemzug zu Atemzug wächst du in deinen Mantel hinein und es entsteht in dir ein Gefühl der Geborgenheit und Vertrautheit. Genieße dieses Gefühl, mit all seinen Facetten, solange es sich für dich gut anfühlt.

Yoga Übung

Shavasana:
Lege dich auf deine Unterlage und spüre dem wohligen Gefühl der Meditation nach … Entspanne dich, von deinem Kopf bis zu deinen Füßen. Gehe hierfür mit deiner (inneren) Aufmerksamkeit nach und nach durch alle Körperzonen. Nimm das zarte, weiche Gefühl auf deiner Haut und in dir wahr!

Unsere Lunge

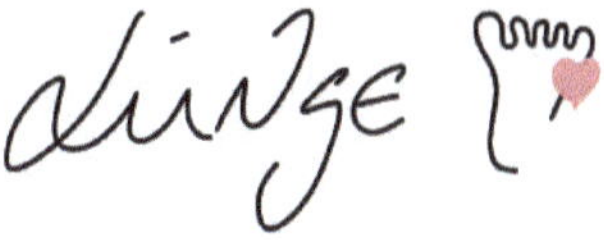

Ein gesundes Einatmen **bedingt ein kraftvolles** Ausatmen

Mit *jedem* Atemzug unterstützt uns dieses feine Organ. Es hilft uns einerseits, alles, was uns Raum verschafft, Kraft gibt und uns in unserer Individualität wachsen lässt, einzuatmen.
Andererseits unterstützt unsere Lunge uns dabei, Überholtes und Einengendes auszuatmen.

Kein Organ spiegelt uns so gewissenhaft wider, wieviel bejahende Lebenskraft und wieviel Raum wir für uns zulassen. Für mich ist die Lunge der Blasebalg unserer Flügel im Leben. Wenn wir uns eingeengt fühlen, deprimiert oder traurig sind, leidet – durch diese gefühlte und gelebte Enge – unser Körper mit. Folglich lässt er mit uns die Flügel hängen, wodurch wir kaum mehr in der Lage sind, uns unseren Frei-Raum zu schaffen. Übersehen wir diese fehlende Freiheit in uns und lassen dadurch unser inneres Bedürfnis, der Seele zuzuhören, außer Acht, wird uns ein beschwingtes Weitergehen – manches Mal schon das Aufstehen – immer schwerer gelingen.
Wir ziehen uns (um diesem quälenden Gefühl auszuweichen) in uns zusammen und verlieren dadurch nicht nur unsere Aufnahmefähigkeit, sondern ebenso unsere klare und reflektierte Wahrnehmung.

Die Ursache unserer Atem-Not und unser Unvermögen, uns *selbst* den dringend benötigten Kraft-Raum zu schaffen, fallen so erstmal (unbeachtet) in unseren eigenen Schatten.
Im ungünstigsten Fall projizieren wir dieses ungute Gefühl und unsere fehlende Kraft, auf unser näheres oder weiteres Umfeld. So kraftvoll unsere Lunge auch sein mag, so sensibel wird sie auf diesen kraftraubenden Mechanismus – der ihr den Raum und die Luft nimmt – reagieren. Mag sein, dass sich dies erstmal *noch* einengender und viel weniger nach Fliegen anfühlt. Allerdings liegt genau in diesem Gefühl der Schlüssel zur Lösung unseres selbst „kreierten“ Vakuums.

> Die Frage unserer Lunge lautet: „Sind wir bereit, uns innerlich auszudehnen, damit wir fliegen können, wenn wir aus dem Nest fallen?“

Die Aufforderung unseres Zeitgeschehens ist mehr als deutlich!

Nutzen wir die Atem-Pause sinnvoll und bitten unsere Füße, uns die Tür für das federleichte Gefühl im Leben, aufzuschließen …

Eine Massage dieser Organzone fördert die Bereitschaft, tiefer, entspannter und damit kraftvoller zu atmen. Die Lunge und der Brustbereich gewinnen an Stärke und Abwehrkraft.
Dadurch entsteht eine bessere Energieversorgung für den gesamten Körper, die er für seine Entfaltung nutzen kann.

Dieses psychische und physische Entfalten hilft uns, unsere Enge und Traurigkeit aus dem Schatten zu holen und sie in unserem neu gewonnenen Raum zu lösen.
Mit der wiedergewonnen Leichtigkeit und Sicherheit, erobern wir uns das Gefühl für unseren Flügelschlag und die daraus resultierende Aufrichtung im Leben, zurück. So entsteht der nötige Respekt für unseren, aber auch für den Raum unseres Gegenübers, den es für ein beflügelndes Miteinander braucht.

Sei achtsam und geduldig in diesem Bereich, der seine individuelle Zeit braucht, um in die ursprüngliche Kraft zurückzukehren!

Auch in der Trauerzeit ist die ganzheitliche Fußmassage eine segensreiche Hilfe. Selbst wenn die Ursache unserer Traurigkeit Jahre zurückliegt, ist eine Erleichterung spürbar, da der Körper nun endlich gefühlt „begreift", was der Geist schon längst verstanden hat.

Meditation

Setze dich in den Fersensitz oder auf ein Kissen oder auf einen Hocker. Sitze gerade und spüre deine Sitzbeinhöcker (falls du Mühe hast, diese zu finden, lege deine Hände unter dein Gesäß, dann findest du sie ;)). Ziehe nun deinen Bauchnabel leicht nach hinten und hebe deine Schlüsselbeine sanft Richtung Decke.
Lege deine Hände, mit den Handflächen nach oben, locker auf deinen Oberschenkeln ab. Stelle dir deine Lunge als einen Blasebalg vor (überlasse es vertrauensvoll deiner Phantasie, wie sich dieser für dich darstellt) und bewege ihn mit deiner Ein- und Ausatmung. Erst flach und sanft, dann tiefer (sodass sich dein Brustkorb weiten kann). Spüre, wie kraftvoll sich deine Lunge bewegt und wie sich dadurch auch deine Schulterblätter entspannen können.
Wenn du einen Schritt weiter gehen möchtest, verwandle deine Schulterblätter in Flügel und bewege diese im Atemrhythmus, wie es sich für dich richtig anfühlt.
Zum Ende hin, lasse dich von deinen Flügeln umarmen … Senke deinen Kopf und genieße das Gefühl der Geborgenheit und deiner Freiheit.

Yin Yoga Übung

Lege ein Bolster oder eine gerollte Decke der Länge nach unter deinen Rücken und Kopf. Achte darauf, dass deine Schulterblätter noch genug Raum, links und rechts von dem Bolster oder der Decke, finden. Dein Gesäß liegt auf dem Boden auf. Lass deine Beine ausgestreckt oder lege sie in der Froschhaltung (Fußsohlen aneinander und Knie seitlich sinken lassen) ab. Deine Arme ruhen nah an deiner Seite, mit den Handflächen zur Decke hin geöffnet. Fange nun an, ruhig und tief in den Brustkorb zu atmen (hebe ihn gerne mit dem Einatmen an). Entspanne mit jedem Ausatmen deine Schulterblätter.

Unser Zwerchfell

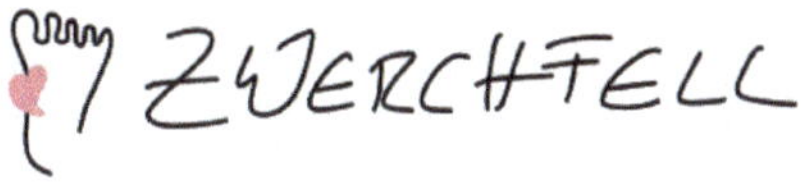

Wenn du auf der Suche nach mir bist, lache laut und ungehemmt

Reden wir über die Ironie des Lebens, über unsere Selbstironie und was der Clown mit dem Druckausgleich in unserer Mitte zu tun hat.

Das Zwerchfell ist eine wenig spürbare und zarte Verbindung, die uns in unserer Balance von Raum einnehmen und uns im richtigen Moment zurückzuziehen, unterstützt. Es zeigt uns, wie stark wir in unserer Flexibilität sein können, um so mit dem Druck im Leben konstruktiv umzugehen. Diese wichtige Brücke unserer Mitte liebt es, wenn wir vital, kraftvoll und zugleich leicht sind. Sie schätzt unser Lachen *und* wenn wir über uns selbst lachen können. Dann kommt sie ins Schwingen und lässt unseren inneren Clown hüpfen, wodurch alles in uns gefühlt lebendig wird und in Bewegung kommt. Wir lachen zu wenig und noch *viel* weniger möchten wir, dass man über uns lacht. Vielleicht ist das der Grund, weshalb Selbstironie so wenig kultiviert ist. Wir lachen deshalb lieber als *Zuschauer* im Zirkus, über denjenigen, der der Ironie des Clowns zum Opfer fällt.

Im wahren Leben jedoch – allein dieser Ausdruck verdient ein Lächeln ;) – ufern unangenehme Situationen aber zumeist in Fremd-Schämen und – für uns selbst – in Peinlich-Berührt-Sein, aus.

Das wirklich beklemmende Gefühl, dem Clown in der Manege `ausgeliefert` zu sein, erspare ich uns lieber ;). Wieso fällt es uns *so* schwer, über uns selbst zu lachen?

> Wieso machen wir uns lieber, vor Angst unsere Maske zu verlieren, in die Hose, als vor Lachen über uns selbst ;)?

Wenn solch (für uns) peinlich anmutende Situationen allerdings nach langer Zeit nochmal „auf den Tisch" kommen, gelingt uns – mit etwas Abstand – oft genau das, was es in der Vergangenheit gebraucht hätte: Wir können darüber schmunzeln, lachen und es genauso nehmen wie es ist und war.
Unserem Zwerchfell hilft die Retrospektive allerdings eher wenig. Es muss unseren inneren Druck, der schon allzu oft durch unseren streng getakteten Alltag entsteht, aushalten und würde nur allzu gerne diesen geschenkten `Moment` als `Chance` zu seiner Entkrampfung nutzen.
Unbeachtet des Wunsches unseres `Clowns`, lassen wir den Moment meist ungenutzt und ziehen uns beleidigt, traurig oder wütend zurück. Die wichtigen `Bewegungen`, die das Zwerchfell entlasten und unsere Mitte aufrichten und entspannen könnten, bleiben so aus. Der „Ernst des Lebens" wird wohl uns allen in die Wiege gelegt!? Dies erklärt vielleicht, weshalb auch der Clown unter seiner `Maske` oft traurig ist.
Manchmal ist es aber einfach nur richtig und durchaus auch wichtig, aus dem allgemeinen Alltagsgeschehen mal `unangebracht` auszusteigen, um unseren eher `starren` Balanceakt im Leben kurz zu unterbrechen.

> Holen wir uns doch ein wenig Zirkusluft zurück in den Alltag, lassen den Clown in uns gewinnen und nötigen dabei unseren inneren Spaßverderber in unserer Manege zum Lachen ...

Falls du deinen Clown noch suchst … folge mir, ich kitzle ihn aus deinen Füßen ;) …

In meiner Praxisarbeit ist Humor immer ein wichtiger Begleiter der Behandlung. Durch die Fußmassage gewinnen wir Abstand für unsere Objektivität und zugleich ein authentisches, subjektives Gefühl. Wir erlauben uns, einmal mehr entspannt durchzuatmen und den Dingen ihren Lauf zu lassen.

Das ein oder andere Schmunzeln über das Leben oder uns selbst, kommt dann von ganz allein und ermöglicht eine freie und unbeschwerte Persönlichkeitsarbeit.

Egal, was uns belastet, erdrückt oder gar verzweifeln lässt: Wir alle haben Momente verdient, in denen wir kurz vergessen und unserem inneren Wesen unbeschwert nah sein dürfen. In dem Moment des Lachens sind wir ausschließlich bei uns selbst und im Hier und Jetzt. Selbst in schwierigen Zeiten holen wir uns so in den Moment zurück und schenken uns selbst ein Stück Heil-Sein. Wir stellen uns leichter den Herausforderungen und richten uns stolz auf.

> Atmen wir kraftvoll ein und lachen laut aus ;) …

Aktivieren wir unseren Clown hin und wieder und lassen ihn auf unserem Zwerchfell wie auf einem Trampolin hüpfen und Purzelbäume schlagen.

Meditation

Setze dich bequem, aber aufrecht, hin. Schließe deine Augen und atme entspannt zehn bis fünfzehn Atemzüge (lass dein Ausatmen länger als dein Einatmen sein). Lasse nun vor deinem inneren Auge eine Situation entstehen, die dir unsagbar peinlich war. Sieh dir das Geschehen von außen betrachtet, auf einer Bühne, an. Nun wandle es zu einem Theaterstück um, in dem *du* die Hauptrolle spielst. Deiner Phantasie sind keine Grenzen gesetzt.

Lass das Gefühl zu, dass du selbst die Situation auf der Bühne steuern kannst. Atme tief ein und lange aus und spüre die Entspannung in deiner Mitte … Interessant, oder ?

Du kannst die Meditation mit all den Situationen durchspielen, die dir unangenehm sind und auf dich Druck ausüben.

Yoga Übung

Setze dich im Schneidersitz auf deine Matte oder aufrecht auf einen Stuhl. Hebe beide Arme Richtung Decke und greife mit der rechten Hand das linke Handgelenk. Atme tief ein und hebe deine linke Seite an. Dehne den Rippenbogen und unterstütze das sanft mit der rechten Hand, indem du sie Richtung Decke ziehst. Mit dem Ausatmen, beuge dich in der Dehnung nach links. Dann suche mit dem Einatmen mehr Weite und Länge, bevor du dich mit dem Ausatmen weiter zur Seite dehnst. Fünf-zehn Atemzüge. Dann wiederhole auf der anderen Seite diese Abfolge.

Schließe danach deine Augen und lege deine Hände auf die Rippenbögen unter der Brust. Spüre die Ausdehnung beim Ein - und das Zusammenziehen beim Ausatmen. Unterstütze dies gerne sanft mit den Händen.

Unser Magen

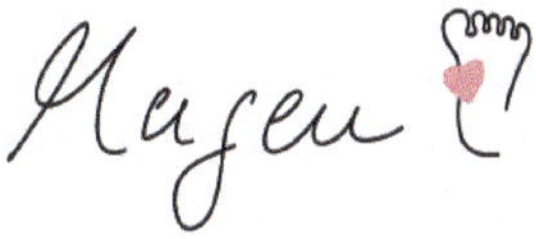

Wenn dir was nicht schmeckt**,**
spucke **es aus**

Er ist ein wahrhaft gastfreundlicher Ort. Nebenbei: Das Wort „Gastronomie“ ist aus dem Griechischen entlehnt und bedeutet: „Lehre von der Pflege des Bauches“. Nomen est Omen ;)?
Er nimmt erstmal alles auf – vertrauensvoll, unbesehen und voller Tatendrang. Aber was uns so auf den ersten Blick satt macht und schmeckt, ist nicht immer nährend und was uns direkt vor die „Nase gestellt“ wird, selten wirklich nah.
Ob zu viel oder zu wenig, ungesund, inhaltslos, zu schnell oder schlichtweg einfach das Falsche für uns: All dies erschwert uns, die Leichtigkeit in unserer Mitte zu fühlen. Wodurch wir verspannen und uns genau dort zusammenziehen, wo unsere Kraft Freiraum bräuchte, anstatt der oftmals generierten heißen Luft.

Ganzheitlich betrachtet gründet das tief, da es sich von vielerlei Begebenheiten in unserem Leben gut ableiten, aber leider auch genauso gut und oft schnell verdrängen lässt … Für unseren Magen sieht es im Fall der Verdrängung eher düster aus.

Der Raum unseres Magens lässt ein Übermaß an „ungebetenen Gästen" nicht zu. Unser Verdrängtes wirft somit recht schnell seine Schatten auf dieses Organ.

Wenn wir unsere Mehrbelastung dennoch über längere Zeit erdulden – und im Erdulden sind wir wahre Meister – zwingen wir unseren Magen in *die* Verantwortung, die *uns* mental durchgerutscht ist. Apropos durchrutschen: Auch stressbeladene Fast-Food-Gäste, die nur kurz andocken, wenig Inhalt mitbringen und dafür umso mehr Müll hinterlassen, sind ihm mehr als nur ein „Dorn im Auge". Er wird uns immer lauter und damit schmerzhaft wissen lassen, dass das mehr als nur „nicht fair" ist.
Wer kann es ihm da verübeln, wenn er mit seinem gewissenhaften Versuch, für die Verpflegung letzte Kräfte zu mobilisieren, scheitert, sich umdreht und jede weitere Bewirtung verweigert?
Sollte er es sich doch noch anders überlegen, lungern die ungebetenen Gäste dann meist – eher unverdaulich – Stunden im Foyer herum und machen es nicht nur dem Magen unnötig schwer. Diese Dauergäste sind nicht nur für das Wohlbefinden unseres Magens blockierend, sondern auch wir selbst und alle weiteren Abläufe stagnieren.

Bevor wir auch noch unseren gewissenhaften Pförtner, der unseren Magenausgang bewacht, mit unseren „scheinheiligen" Gästen belästigen: Bitten wir doch besser erstmal unsere guten Manieren und unsere Füße (die wir dafür hochlegen dürfen) zu Tisch und um „kulinarische Klarheit" …

Mit der Massage dieser Zone bewirken wir direkt eine wesentliche Erleichterung für unseren Magen.

> `Die Frage: „Was nährt mich und was gärt in mir?", gilt es, ehrlich im Leben zu beantworten.`

Der Begriff `maßvoll` gewinnt nun an Bedeutung in unserem Leben. Unser Bauch entspannt sich und wir lernen wieder, dem Gefühl in unserer `Mitte` zu vertrauen.
Wir `trauen` uns, die ungenießbaren `Dinge` auch mal wieder `auszuspucken`, bevor sie uns unnötig beschweren und das, was uns nur kurzfristig `sättigt` oder gar langfristig belastet, einfach stehenzulassen. Wenn unsere `Mitte` wieder in ihre ursprüngliche Kraft findet, erlaubt uns auch der Magen den ein oder anderen unachtsamen `Gast`, ohne dass dieser ihn von seinen wesentlichen Aufgaben abhält. Seine `Gastfreundschaft` vermittelt uns so Maß und Sinn, die über unsere Nasenspitze hinausreichen sollten ;).

Meditation

Dies ist eine Übung, die du immer mal wieder, wenn du dir über die Bekömmlichkeit (körperlich oder gefühlt) unklar bist, in deinen Alltag einfließen lassen kannst. Schließe deine Augen, lege deine Hände auf deinen Magen und atme ein, bis dreimal tief ein und aus. Konzentriere dich auf deine Körpermitte und stelle dir nun die Frage: „Bekommt mir das wirklich?“.
Achte genau auf deine Atmung und das Gefühl in deinem Bauch. Das ist die ehrlichste Antwort, die du bekommen kannst – wobei es hier bei weitem nicht nur ums Essen geht ;).

Yoga Übung

Lege dich auf den Rücken, ziehe deine Knie zu dir heran und umarme sie. Atme ruhig und lasse auch hier mit dem Ausatmen deinen Bauchnabel Richtung Boden sinken. Entspanne gleichzeitig die Schultern. Bleibe so liegen oder rolle vorsichtig in alle Richtungen, um gleichzeitig dem unteren Rücken eine Massage zu gönnen.

Unser Darm

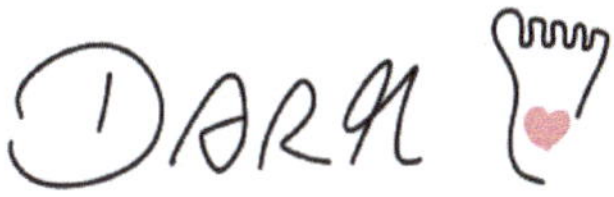

Lass deinen Kopf nur das denken, was dein Geist sinnvoll verwerten **kann**

Willkommen, in dem wahrscheinlich effektivsten, kraftvollsten und nicht zu vergessen, „ehrlichsten" Recyclingort, den es gibt.
Ein Ort, der das Sinnvolle und weniger Sinnvolle – Sinn-gemäß – trennt und ein Ort, an dem sowohl der letzte wertvolle Gedanke (der durchgerutscht ist) nochmal die Möglichkeit zur „Integration" erhält, als auch der unnütze Gedanken-*scheiß* (sorry, ist so passend :)) hinausbegleitet wird. Er dient als sicheres Backup für unseren Kopf. Zu unrecht führt dieses Organ, mit seinem unermüdlichen Aschenputtel-Charakter ein Schatten-Dasein.

Willkommen in deinem Darm :) …

Hier wird Tag und Nacht sortiert, umgewandelt und weitergeleitet oder gewissenhaft entsorgt. Alles nicht wirklich Verdaute kommt hier nochmal auf den Tisch und wird – für uns dann meist unangenehm spürbar – akribisch be- und verarbeitet.

Betrachten wir unseren Lebensstil, können wir nur erahnen, wieviel dieses Organ für uns leistet und ebenso können wir verstehen, wieso es uns so manches Mal vor unangenehme Herausforderungen stellt. Es fehlt ***uns*** deutlich an erholsamen Ruhephasen, die ein natürliches Durch-Putzen ermöglichen. So weist der Darm in den Momenten seiner Regeneration – eigenmächtig – allem, was für ihn unpassend und belastend ist, die Tür und schafft sich den Raum für die Verarbeitung wichtiger Dinge. Dies lässt uns spätestens dann einen stillen Ort für den dann wirklich dringenden inneren Hausputz suchen.
Gelingt es uns auch hier nochmal – aus Sicht des Darmes mit unlauteren Maßnahmen – daran vorbeizukommen, wird er uns diese Schuldzuweisung mit nicht verhandelbarem Streik beantworten.

Suchen wir nach fairen Methoden der Entsorgung und gehen einen ersten Schritt auf unsere Füße zu – und damit in Richtung Nachhaltigkeit ...

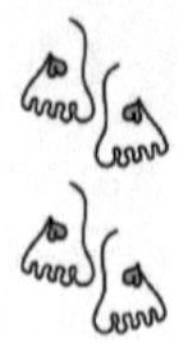

Eine Massage dieser Zone nimmt unserem Darm den Stress (den er nicht zu verantworten hat) und die Anspannung. Dies kultiviert für dieses so geschäftige Organ ein Klima, für das es nun leicht verantwortlich sein kann. Wir entwickeln mehr Vertrauen und/oder Toleranz für die ein oder andere Situation, die vorher Auslöser für eine – meist schambehaftete – Flucht war.

Unsere Nervosität und manch ängstliche Empfindung, die oft in den unvermeidlichen Schiss münden, beruhigen sich. Ungleichgewichte, die Auswirkungen auf unser gesamtes Wohlbefinden haben, können so ins Gleichgewicht gebracht werden und unser Backup kann das leisten, wofür es gedacht ist: Eine gesunde Balance aus `Versorgung` und Entsorgung – die Stabilität schafft. Auch wenn wir manchmal `Gedanken-Mist` produzieren, wird das unseren Darm – nun mit *uns* als Backup – kaum mehr aus der Fassung bringen. Dennoch sei hier gesagt, dass er dankbar und jederzeit unsere selbstständige `Kompostierung` begrüßt ;).

> Unterstützen wir unser Aschenputtel in seinem Charakter und schaffen ihm ein würdiges Dasein ...

So entsteht eine `Frische`, die die Aussage: „Unser Darm ist das zweite Gehirn!“, durchaus `gesellschaftsfähig` macht.

Meditation

Lege dich auf den Rücken oder setze dich gerade und bequem auf einen Stuhl.
Atme erstmal drei bis fünf Atemzüge ganz ruhig ein – hinunter bis in deinen Darm – und lange wieder aus. Dann stelle dir vor, du stehst vor einem Labyrinth (wie dieses ausschaut, überlasse ruhig deiner Intuition). Stelle dir innerlich die Frage: „Was nehme ich mit in dieses Labyrinth, das ich nicht mehr brauchen kann?“. Dann laufe los und verbringe eine Weile in dem Labyrinth. Halte dann inne und stelle dir nun die Frage: „Was lasse ich zurück und was nehme ich wieder mit hinaus?“.
Dann begib dich zum Ausgang. Vertraue, du findest ihn. Wenn du wieder vor oder hinter dem Labyrinth stehst, atme erneut tief hinunter in deinen Darm – öffne dann deine Augen und lasse die Bilder und Erfahrungen auf dich wirken.

Yoga Übung

1. Lege dich auf den Rücken, ziehe die Knie zu dir heran und umarme sie. Atme tief und ruhig weiter. Rolle gerne von links nach rechts und wieder zurück. Lasse deinen Nacken dabei entspannt.
2. Lege dich auf den Bauch, stütze dich wie eine Sphinx auf den Unterarmen ab und hebe deinen Brustkorb. Dein Nacken bildet eine Linie zum Rücken – deine Schultern bleiben entspannt. Ziehe nun deinen Bauchnabel nach innen und dehne dich in die Länge, indem du dein Brustbein nach vorne ziehst. Lass aus dieser Länge heraus, deinen Bauchnabel Richtung Matte sinken.

Unsere Bauchspeicheldrüse

Bauchspeicheldrüse

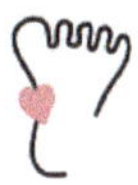

Die Süße deines Lebens

„Das Schlaraffenland findet nur der sehende Blinde!“
Aus dem Grimm'schen „Märchen vom Schlaraffenland“

Wenn wir uns kurz an den kindlichen Anteil unseres Wesens erinnern – und an die ihm meist fehlende Fürsorge und Aufmerksamkeit – wird klar, wieso wir uns sehr häufig mit allerlei Süßem verwöhnen, trösten oder belohnen möchten. Diese unachtsame Genuss- bzw. Konsumsucht, die meist als wenig sinnvoller Ersatz dient, lässt uns in unserem geglaubten Schlaraffenland verhungern. Dass uns das nicht wirklich befriedigt, zeigt sich spätestens mit der bitteren Seite: Dem Verlust unseres Gleichgewichts.

Verlieren wir die Sympathie unserer Bauchspeicheldrüse, wiegt das schwer …

In uns werden wir nicht wirklich zufrieden satt und das Organ, das uns so fleißig in unseren Entscheidungen, wieviel Süße uns gut tut und ab wann es bitter wird, unterstützt, gerät in einen Gewissenskonflikt.

Wenn wir unsere Bauchspeicheldrüse (unbeachtet ihrer ersten Hilferufe) mit unserem – durchaus gesellschaftsfähigen – Belohnungssystem dennoch über ein erträgliches Maß hinaus fordern, wird sie uns ihre Unterstützung verbittert entziehen. Wiederum uns selbst jegliche Freude an der Süße des Lebens zu entziehen, führt unweigerlich ebenso in Richtung Bitterkeit. Spätestens ab einem gewissen – weniger süßen – Punkt sollten wir überdenken, ob weitere Kompensationen als erste Hilfestellung dienen und ob wir nicht selbst hinterfragen sollten, was unsere wahrhafte Süße im Leben ist.

> Das süße Gefühl verbindet dich mit einer stillen Ahnung, die sich tief im Verborgenen (in dir) nach wahrhaftiger Fülle sehnt …

Legen wir die „Schoki“ kurz beiseite und lassen uns von unseren Füßen *unser* Märchen vom Schlaraffenland „erzählen“ …

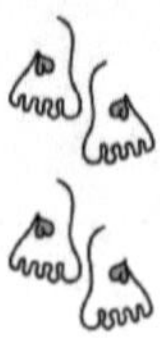

Die Zone der Bauchspeicheldrüse geht mit der Zone des Magens einher. Sie wirkt sich nicht nur unterstützend auf unsere Verdauung, sondern auch auf unser gesamtes Wohlbefinden in unserer Mitte aus und bringt uns dadurch, in mehrfacher Hinsicht, ins Gleichgewicht. Wir sind mit uns und unserer Welt im Frieden, wissend, dass das Schlaraffenland tief in uns, gefühlt jederzeit, zu finden ist.

So wird auch unsere Bauchspeicheldrüse über die ein oder andere kleine Sünde `lächeln` und sehr gerne ihren Teil zur Verarbeitung dieser Genüsse beitragen.

> Unser Körper arbeitet sehr gerne mit und für - aber nie gegen - uns!

Meditation

Setze dich im Schneidersitz auf die Matte oder auf ein Kissen (Stuhl geht selbstverständlich auch). Atme ruhig, mit geschlossenen Augen und richte dich innerlich auf. Schlüsselbeine und Kinn leicht heben, Zunge vom Gaumen lösen und Schultern entspannen. Lass deine Hände auf deinen Oberschenkeln ruhen. Stelle dir nun eine große Waldlichtung vor und lass nach und nach vor deinem inneren Auge entstehen, was du für dein Wohlbefinden benötigst. Ganz gleich, wie verrückt dir manches vorkommt, sieh es sinnbildlich und übertrage es später für dich. Sei einfach frei und kreativ und vertraue deiner Intuition.
Bleibe so lange in diesen süßen Bildern, wie du magst und genieße dein eigenes Schlaraffenland.

Yoga Übung

Hier ist wieder die Haltung des Kindes gefragt; allerdings mit den Armen nach hinten gelegt. Kopf darf gerne auf einem Kissen abgelegt werden, um den Nacken zu schützen. Handrücken am Boden. Tief und entspannt atmen.

Unsere Milz

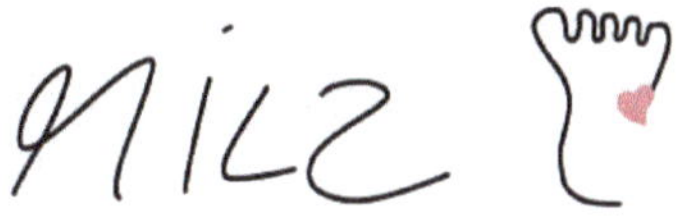

Glaube an dich und gehe auf deine Welten-Reise, ohne dich zu sorgen

Ein starker Filter, an den es zu glauben lohnt: Unsere Milz! Sie stärkt unser Vertrauen in das, was uns nährt und weiter-trägt. Sie signalisiert uns aber auch sehr deutlich die nötige Veränderung, wenn wir an überholten Mustern festhalten. Zudem ist die Milz ein verlässlicher Energiespeicher für unsere gesunde Erdung im Leben. Darüber hinaus ist sie der Spiegel unserer Familien- und Ahnengeschichte. Hier ist ihre Unterstützung (eine) Geschichte, die uns hilft, ein tieferes Verständnis und den Glauben an *unsere* Geschichte zu finden. Zusammengefasst stellt sich die Frage: Was stärkt unseren Glauben und unser Vertrauen einerseits und was lässt uns andererseits am oder im Leben ver-zweifeln?

> Über Manches gäbe es weiß Gott viel zu erzählen, anderes wiederum gilt es zu glauben ...

An was oder wen wir glauben, liegt bei uns. Ist das wirklich so…? Die Frage: „Wann und wieso habe ich mein Vertrauen verloren?“, liegt oft näher.

Selbstvertrauen und eine kraftvolle Verbindung zu unserer Familie, geschweige denn Ahnenlinie, wird uns selten geschenkt. Wenn doch, ist das ein großes Geschenk, das es zu wahren gilt.
In diesem Geschenk wurzelt das tiefe Verstehen unserer eigenen Lebensreise. Wenn das verstanden ist, wird bewusst, wieviel dieses Organ an Wichtigkeit für *uns* in sich trägt. Der oft gehörte Satz: „Du kannst leicht ohne Milz leben“, macht uns dann sehr deutlich, was so fehlt in unserem Menschsein und in unserer Welt.

Lassen wir unseren Verstand mal kurz „stehen“ und sichern uns über die Füße einen sicheren Stand, für die wichtige Vertrauensarbeit …

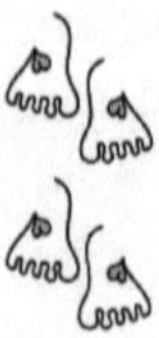

Eine Massage dieser Zone hat eine wärmende Funktion. Sie entlastet unsere Milz von allerlei Beschwerlichem und vergangenem Misstrauen. So gewinnen wir selbst, mit diesem oft unterschätzten Organ, unsere Kraft für unsere wertvollen Aufgaben im Leben zurück. Dies bringt unser Vertrauen, selbst voranzuschreiten und Veränderung zu forcieren, ins Gleichgewicht.
Auch unser Glaube – allem voran an uns selbst – der durch diese Selbsterfahrung entsteht, kann so wieder in unseren Fokus rücken.

Leichter gesagt als getan … :)

Aber die Mühe lohnt sich! Denn mit einer kraftvollen Milz stärkt sich auch unser Glaube – an die richtige Richtung.

> Denn auch wir selbst sind **nicht** nur passiver Teil unserer Ahnengeschichte.

Eine befreite und starke Milz hilft, diese uns anvertraute verantwortungsvolle Aufgabe, sinnvoll und nährend zu meistern.

Meditation

Kennst du dieses Gefühl, wenn du am Lagerfeuer sitzt, das leise vor sich hin knistert? Ich bin mir sicher, du kannst es sofort hören und die Wärme fühlen.
Suche dir eine, für dich angenehme, Position und stelle dir genau dieses knisternde Lagerfeuer vor deinem inneren Auge vor. Atme ruhig und fühle die Wärme, die deinen ganzen Körper erfüllt. Höre, wie das Holz knisternde Geräusche macht und wie dich dies wohlig, von innen heraus aufwärmt. Jedes Knistern löst deine Anspannung und lässt dich die innere Ausdehnung spüren.
Dehne beim Einatmen deine Rippenbögen und verschaffe so der Milz Platz und Entspannung.

Bleibe so lange in dieser Position, wie es dir gut tut.

Yoga Übung

Setze dich in den Schneidersitz oder in gerader Haltung auf einen Stuhl. Lege deine linke Hand auf deine Milz (unter deinem linken Rippenbogen) und deine rechte Hand auf deinen Herzbereich. Nun lass deine Atmung sanft fließen und verbinde beide Hände innerlich miteinander. Spüre diese kraftvolle Verbindung und achte auf deine Empfindungen im gesamten Körper.

Unser Blut

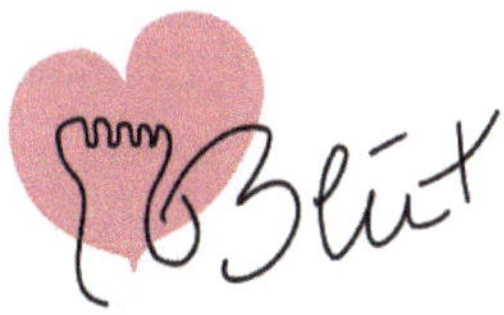

Eine kleine große Geschichte über die große und kleine Familie

Blut: Es hält uns am und im Leben und verbindet uns tief – mit unserer Familie. Unser Blut folgt einer treuen Linie. Seine Kommunikation ist einzigartig, sehr genau und verrät für den Ein oder Anderen manches Mal zu viel. Es wird kaum müde, uns in einem beständigen Wandel zu halten.

Wenn wir auf ein Experiment *3 von Chemiker Dr. Klaus Volkamer schauen: Die Art und Weise wie Blut, wenn es getrennt wird, auch auf weite Entfernung in Kontakt bleibt, veranschaulicht eindrucksvoll seinen Zusammen-Halt. Vielleicht ist genau das der Grund, weshalb einige Naturvölker die Blutsbrüderschaft nutzen und Blutopfer in unserer Vorzeit als heilig galten – Fremdblut als Spende aber in einigen Glaubensgemeinschaften strikt abgelehnt wird.

Unser Blut **ist** ein ewiger Kreislauf in untrennbarer Verbindung …

Mikro-, Meso- oder Makrokosmos…? In welchem Kosmos für uns Blut eine Rolle spielt, ist schwer einzuordnen und, mal abgesehen von rein medizinischen und wissenschaftlichen Aspekten, wohl Glaubens- und Ansichtssache.
In welchem Kosmos wir uns mehr oder weniger gesund und sinnvoll ausdehnen, liegt somit in der Tat bei uns ;).

Familiensache?!
Ich werde nicht nochmal bei den Seefahrten anknüpfen und nach Segen oder Fluch fragen. Dass hier Blut Verbindung schafft, ist Fakt. Ein "IST" Zustand im gebundenen Lebenskreislauf. Kann man sich nicht aussuchen? Nö … Auch Aussteigen ist keine Option.

Für sich selbst verändern? Kein Leichtes, aber *mehr* als nur möglich.
Aber möglicherweise ein Grund, weshalb wir diese – oft mühsame – Möglichkeit (und damit unsere Bindung) umgehen, anstatt unseren eigenverantwortlichen Anteil selbst in heilsame Bahnen zu lenken.
Der **Versuch**, sich mit dem ein oder anderen getarnten Konsum-Fluchthelfer auf einen Umweg zu begeben, mag durchaus gesellschaftsfähig sein, ist für *alle* Beteiligten aber wenig hilfreich. Kein Wunder also, dass sich unser Blut – ob dieses Frevels – eine präzise Dokumentation *darüber* nicht nehmen lässt.

> Blut spricht eine nicht immer angenehme, aber eine sehr deutliche Sprache.

Stellen wir das Glas Wein beiseite und gehen auf sinnvolle Wahrheitssuche, mit einem verbindlichen Schritt in Richtung Füße …

Es stellt sich eine gewisse Ernüchterung ein, wenn uns die unausweichlichen Lebenslinien bewusst werden und wir unseren vielen kleinen `Mechanismen`, die alles andere als verbindlich sind, auf die Schliche kommen.
Wenn wir diese Erkenntnis in Neugierde wandeln, finden wir einen roten Faden, der – wenn wir ihm achtsam folgen – verständliche Lebenstiefe und Zufriedenheit verspricht. Dieses Versprechen knüpft an Geduld und Vertrauen in unseren ganz individuellen Lebensweg an. Somit wird hier Segen und Fluch eins. Selbst wenn wir uns (aus vielerlei Gründen) weit von unseren `Lieben` entfernen, um nicht nur uns selbst, sondern auch dem gesamten `Kosmos` zu dienen, wird das `Familien`-Band bestehen bleiben. Diese `Trennung` wird nicht immer für alle verständlich, aber nötig sein.
Ich wünsche jedem, der im `Sturm` auf „hoher See" allein „schippern" muss, den Mut, sich vom altbekannten `Mast` zu lösen und zu springen.
Dieser Mut wirkt wie eine `Welle`, die an `Land` das mitnimmt, was in der Tiefe ankommen soll, um eine tief-gründige Entwicklung anzustoßen. Die daraus entstehenden Wellen wiederum, schlagen `hoch` und wirken wie ein sanftes Perpetuum mobile, das auf *ganzer* Linie `Heilung` anstößt.

Jetzt bin ich wieder bei den Seefahrern gestrandet ;). Wahrscheinlich sind die `Schiffbrüchigen` unter uns aber auch die, die am `seetauglichsten` sind.

> Ozeanerfahrung weitet den Geist und hilft uns, aus dem Rum-dümpeln in unserem Teich-Bewusstsein, auszusteigen!

Aus gegebenem Anlass überspringen wir die Meditation und kommen direkt in Bewegung ;).

Yoga Übung

Stehe gerade und ziehe deinen Bauchnabel leicht nach innen. Verlagere dein Gewicht auf den linken Fuß (leicht in die Knie gehen) und strecke dein rechtes Bein nach hinten aus – während du deinen Oberkörper nach vorne beugst und die Arme nach vorne ausstreckst. Komme in eine waagrechte Haltung und suche deine Balance. Der Kopf bleibt in Verlängerung der Wirbelsäule mit geradem Nacken. Fühle, wo du mehr Spannung benötigst und wo dein Loslassen gefordert ist. Es braucht eine bisschen Übung und Geduld. Dann wechsle zu der anderen Seite.

Unsere Nieren

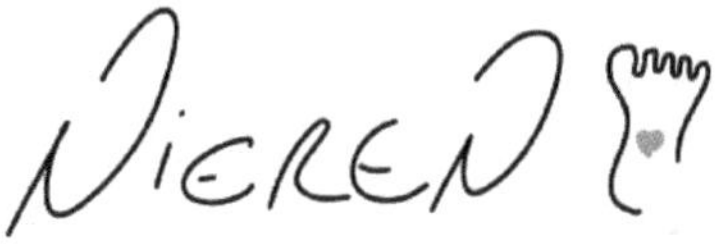

Wenn alle Dämme brechen, werde ich dein Kraftort sein

Unsere innere Waschstraße und der Ort unserer Lebensenergie.

> Ausgeglichene Partnerschaften fließen in Klarheit und kraftvoll in sich selbst …

Sind wir mit uns selbst und unserer Umwelt im Reinen, ist unsere Energie lebensbejahend und im Fluss mit dem Leben. Bevor wir *zu* hoch greifen, kommen wir auf den Boden der Tatsachen zurück und schauen auf die Realität: Unseren Alltag.
Kräftezehrende Partnerschaften – in jeglicher Form – stressige Tage und wenig Kontakt zu uns selbst … all dies führt in uns zu gestauten Emotionen und Gefühlen, in eher lebensverneinender Form. Schlimmer noch: Hierfür verlassen wir unseren natürlichen Lebensfluss und verlieren dabei unsere Ressourcen aus den Augen, wodurch uns, im wahrsten Sinne des Wortes, das Wasser ausgeht. Solange es einigermaßen läuft, sehen wir uns nicht aufgefordert, am Fundament unseres Lebensdammes, der uns mehr trennt als schützt, zu zweifeln.

Unsere Nieren, die als Paar ausgeglichen in Verbindung stehen, verlieren in diesem (unserem) Lebensplan an Kraft und Sinn, in eine gesunde Beziehung zusammen-zu-fließen (bitte die Blase miteinbeziehen). Genau dieses Gefühl der Kraft- und Sinnlosigkeit sollte uns allerdings, in der Beziehung zu uns selbst, aufhorchen lassen.

> Die Sache mit den Ohren! Wer hier die Verbindung sucht, wird (im Kapitel Ohren) gewiss aufhorchen ;).

Wir sind aber tapfer und schwimmen auch ohne Wasser weiter. Aufgeben ist allzuoft keine ehrenhafte Option. Meinen wir?! Denn spätestens dann, wenn wir schmerzhaft auf Grund gehen und das Aufstehen unmöglich erscheint, werden wir eines Besseren belehrt. Leider auch dann nicht immer.

Ersuchen wir unsere zwei Füße als „helfende Hände“, mit uns unseren schöpferischen Partnerschaften auf den Grund zu gehen …

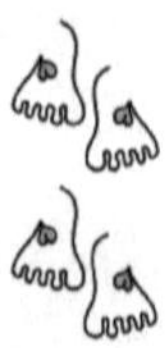

Die Erfahrung zeigt, dass hier zuerst ein Aufweichen stattfindet. Wir begegnen offen unserer Gefühlswelt und so manches Mal brechen auch alle Dämme.

Dieses Zulassen und der Reinigungsprozess führen uns in eine Klarheit, in der wir lernen, Nein zu sagen, mit Freude anzunehmen – und ohne eigene Erwartungen – zu geben. In dieser gesunden Balance von Geben & Nehmen, können wir unseren Schöpfer-Mut entwickeln.

Zurückgekehrt in den *eigenen* Lebensfluss und verbunden mit unserer Lebensenergie, entsteht in uns frischer Wille und eine Kraft, die wir fortan für Lebens-fördernde Partnerschaften nutzen.

> Vertraue dich deinem Leben an, um dich in herausfordernden Situationen, aus einer klaren Position heraus, kraftvoll selbst zu verantworten …

Wenn wir uns im Leben kraftvoll einbringen, ohne den Blick für uns selbst zu vergessen, sind es unsere beengenden „Schutz"-Mauern, die an Kraft und Sinn verlieren! Unsere Nieren werden diesen Damm-Bruch begrüßen und den sicheren Wasserzugang wertschätzen.

Meditation

Lege dich bequem, in Rückenlage auf eine Decke oder eine Matte. Entspanne deinen Körper und deinen Atem. Schließe die Augen und stelle dir vor, du liegst im Wasser. Egal ob schwebend auf, unter oder im flachen Wasser. Spüre den Schwingungen und sanften Bewegungen, die das Wasser an dich weitergibt, nach. Wie fühlt sich das für deinen Körper an? Je tiefer du entspannen kannst, umso mehr wirst du selbst wie Wasser. Auch hier sind deiner Phantasie keine Grenzen gesetzt.

Yoga Übung

Sitzende Vorbeuge: Strecke im Sitzen die Beine aus. Deine Knie etwas beugen und deine Füße sanft flexen. Beuge deinen Oberkörper nach vorn und lasse dich sanft sinken. Deine Hände kannst du auf den Unterschenkeln, Füßen oder neben dir ablegen. Entspanne deinen Kopf und Nacken und lasse dabei dein Brustbein Richtung Matte sinken. Atme ruhig und lass dich von der Schwerkraft mitnehmen. Hier darf der untere Rücken gerundet bleiben (Yin-Yoga-Praxis).

Unsere Blase

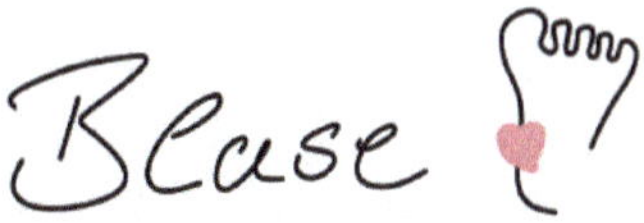

In einer gesunden Beziehung verliert sich deine Ängstlichkeit

Die Blase ist unser wichtiges Auffangbecken. In einer Welt, in der Partnerschaft, ob privat, beruflich oder übergeordnet, mit dem Leben, oft am Gewinn bemessen wird, steht die liebevolle Beziehung – wenn wir es ehrlich betrachten – nicht immer an erster Stelle unseres Miteinanders.

> Sind wir für eine lebendige Beziehung mit **uns** selbst bereit, die ein wahrhaftes Miteinander - ohne Netz und doppelten Boden - ermöglicht?

Auch auf die Gefahr hin, dass ich mich wiederhole ;): Resultierend aus der fehlenden Verbindung – vorrangig zu uns selbst – entsteht Ängstlichkeit, Stress und ein schmerzliches Loslassen. Den inneren Druck dieser Anforderungen kann die Blase kaum dauerhaft auf- und abfangen.
Im schlimmsten Fall kann sie uns keinen sicheren Halt mehr versprechen und bringt die Dinge auf ihre Weise ins Fließen.

Dies holt in uns – bedingt durch die Isolation, in die wir uns quasi gezwungen fühlen – das verdrängte Gefühl des Getrennt-Seins an die Oberfläche zurück. Dies ist sehr unangenehm, zeigt aber deutlich auf, wo wir uns selbst verloren haben.

Sind es in unserem Leben der fehlende Selbstbezug, die mangelnde Eigenverantwortung und eher wenig kultivierte Selbstliebe, die verbindliche und selbstbestimmte Partnerschaften, die mit Leichtigkeit in eine Beziehung fließen, verhindern? Schwierige, aber eine durchaus berechtigte Frage in einer „Freundschaft-Plus“ Generation ;).

Fragen wir unsere Füße nach einem Beziehungs-Modell, das unserer modernen Welt gerecht wird, aber dennoch Tiefgang verspricht …

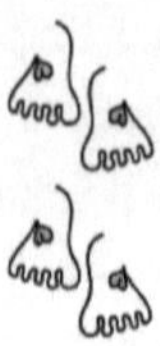

Diese Zone spiegelt sofort und spürbar wider, wenn wir schmerzlich festhalten und unter Druck stehen.
Das holt uns recht schnell in ein erstes Körpergefühl und manchmal auch direkt zu unserem Wesenskern zurück, je nachdem, wie weit wir auf Spurensuche gehen möchten. Da kann ich mutig sein und sagen, dass hier keine Grenzen gesetzt sind, außer unseren eigens aufgestellten.

Wir entwickeln ein Gefühl dafür, dass alles sowohl in uns, als auch um uns herum, in Beziehung zueinander steht und wir davon profitieren können, wenn wir **mit** uns sind – und *nicht* neben uns stehen.

Dann schaffen wir es, unserem individuellen Wesen ein fairer Partner zu sein und nehmen diese neugewonnene Lebenseinstellung fließend mit in den Alltag. So können wir nun in unseren Partnerschaften, ohne `Bindungs-Angst`, verbindlich `bezogen` *und* frei sein. Aus diesem kraftvollen `Fluss` können wir gegenwärtiger den je dem Leben begegnen.

Schwere Kost … Erstmal kurz durchatmen ;).

Dies bedarf einer gewissen `Größe` und muss ein Leben lang kultiviert werden. „Große" Langeweile wird mit dieser Lebenseinstellung, die sicherlich Lebenstiefe verspricht, gewiss sehr „klein geschrieben"!

Meditation

Setze dich aufrecht, mit geschlossenen Augen, auf ein Sitzkissen oder einen Stuhl und lege die Hände, mit den Handflächen nach oben, auf deinen Oberschenkeln ab.
Wenn du bei einem ruhigen Atemrhythmus angekommen bist, stelle dir vor, dass du vor einem großen, runden Becken sitzt, an dem dir dein Ebenbild (manchmal taucht auch dein inneres Kind auf, auch gut ;)) gegenüber sitzt.
Nun lass durch deine Hände all das ins Becken fließen, was dich von dir und deinem Gegenüber trennt. Vertraue, dass es sich nur durch deine Bereitschaft allein löst und ins Fließen kommt. Ist das Becken voll, verschließe es und gehe auf dein Ebenbild oder inneres Kind zu. Schenke ihm und dir eine innige Umarmung, bis ihr miteinander verschmolzen seid.

Yoga Übung

Taube: Lege, aus dem Vierfüßler heraus, dein linkes Knie neben die linke Hand, sodass dein Unterschenkel möglichst waagrecht vor dir liegt (dein Fuß sollte gestreckt, in einer Linie zum Unterschenkel liegen). Du darfst zur Unterstützung ein Kissen unter dein linkes Knie legen oder es weiter anwinkeln. Strecke nun dein rechtes Bein so weit wie möglich, mit dem Fußrücken am Boden, nach hinten aus. Lass deine Hüften zu Boden sinken, während du deinen Oberkörper sanft in Richtung Decke dehnst. Lege danach den Oberkörper ab und lass dich sinken. Dann wechsle die Seite.

Die Hüfte darf hier ordentlich ziehen, deine Knie allerdings sollten nicht unter Spannung geraten.

Unsere Ohren

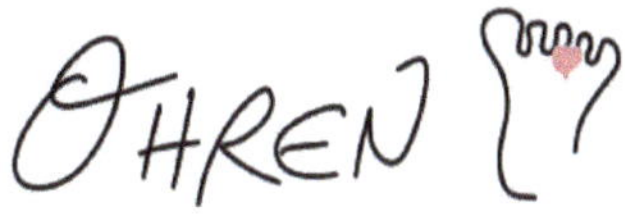

Stille ist ein Raum zwischen den Gedanken – das losgelöste Gefühl im Hier & Jetzt

Beginnen wir mit einem Sprichwort, das wohl jedem von uns bekannt sein dürfte und meist – falsch verstanden und unangebracht konditioniert – seine Spuren in uns hinterließ.

„Wer nicht hören will, muss fühlen!“

Es geht zwar um die Ohren, aber führen wir uns erstmal die Wirkung unserer inneren Gespräche vor Augen. In dem Moment, in dem wir begreifen, dass wir auch unser Denken hören, rücken die Geräusche im Außen – als Stressfaktor für unseren Körper – erstmal in den Hintergrund. Es sei denn, wir setzen uns einer derart lauten Umgebung aus, gegen die selbst unser lautes Denken keine Chance hat.

> Dient die Pause mit lauter Musik, der Ruhe vor uns selbst?

Selbst ertappt ;)! Für unsere Ohren ist dies dann allerdings eher ein Konzert ohne Erholungsfaktor. Da dieses feine Organ sehr differenziert arbeitet, sind diese Nebengeräusche, die wir ihm zusätzlich aufbürden, sehr lästig und ohren-betäubend.

Damit nicht genug … außerdem müssen sie unser permanentes inneres `Geplapper` ertragen und sind zudem sehr gewissenhaft der geschäftigen Umwelt, die nicht immer wirklich `leise` ist, zugewandt. Dennoch halten sie ihren Dienst für uns aufrecht, selbst wenn wir bereits innerlich die Augen rollen und abgeschaltet haben. Da bekommt das Wort `zu`-hören eine ganz neue Bedeutung ;).

> `Unbedachtes Zu-Hören raubt deinen Ohren und letztlich dir selbst, die Kraft …`

Höchste Zeit für die Erkenntnis: Auf wen oder was es für uns persönlich gilt, zu hören. Wir sollten öfter die Pausentaste drücken und auch den leisen Tönen in uns Gehör schenken. Dies würde sicherlich reichen, damit wir uns nicht ganz im `lauten` Chaos verlieren und um genug Raum für den so wichtigen Klang unserer inneren `Stimme` zu generieren. Diesen `Klang` allerdings können wir, wenn selbst unsere Ruhephasen mit allerlei mehr oder weniger sinnvoller Unterhaltung gefüllt sind, dann kaum mehr klar rausfiltern. Mal ehrlich: Manchmal ist das mit der inneren `Stimme`, verglichen mit den vielen, leicht verständlichen Informationen, auch eher schwierig oder eben unpassend. Vielleicht auch beides. Dennoch ein Fehler diese Stimme `klanglos` auf die „stille Treppe“ zu schicken und auf deutlichere Signale zu hoffen. Wenn unsere Ohren erst Alarm schlagen, kann es nicht nur laut und deutlich werden, sondern uns auch gehörig aus dem Gleichgewicht bringen. Wir sollten auf dieses sehr feine Organ `hören` und dem damit verbundenen Gefühl, das sich so unangenehm Gehör verschafft, nachspüren. Bevor sich unser Ohr aus der `Beziehung` mit uns verabschiedet und, zusammen mit unserer inneren Stimme, nun sehr `klangvoll` die „stille Treppe“ hinunterstürzt ;). Spätestens dann wird uns laut und unangenehm bewusst, wie sehr uns die `Worte` vom `Anfang` dieses (unseres?) Kapitels auf die Nerven gehen.

Kommen wir zu dem freundschaftlichen Angebot unserer Füße, mit uns `nach-zu-hören`, wie wir das `betäubte` Gefühl in uns wieder zum `Klingen` bringen …

Hier sei nochmal kurz an die Worte des Anfangs erinnert, die der ein oder andere, der die Fußmassage schätzt, dennoch gewiss sofort bemühen würde ;).
Wie sich aber jeder denken kann, ist die innere Gelassenheit und Ruhe, die eine – nicht nur angenehme – Fußmassage verspricht, eine Wohltat für uns und unser wichtiges Sinnesorgan. Manches darf dann auch erstmal lauter werden, allein aus dem Grund, dass wir nun wesentlich sensibler auf unsere inneren und die äußeren Einflüsse reagieren. Die natürliche Balance unseres Filters findet sich mit der Zeit. Das größte Versprechen wird aber unsere Bereitschaft sein, uns irgendwann sinn-bildlich, gemeinsam mit unserer inneren Stimme, auf der „stillen Treppe" wiederzufinden, um in uns selbst kraftvoll nachklingen zu können. Diese Kraft lässt uns klar entscheiden, wem oder was wir unser Gehör schenken.
Unser Ohr wird uns unseren Freundschaftsdienst danken und wieder verbindlich über diese wertvolle, stille Verbindung wachen.

So dient unser Gehorsam ausschließlich unserem Gleichgewicht.

Meditation

Setze dich entspannt, aufrecht und mit geschlossenen Augen auf deine Matte oder einen Stuhl. Finde zu einer ruhigen Atmung und lasse deine Hände auf deinen Oberschenkeln ruhen. Nun folge mit deiner Aufmerksamkeit deinen Gedanken. Kannst du sie hören?
Stelle dir nun einen Flur in deinem Inneren vor, in dem es eine schöne Treppe gibt. Siehst du dein inneres Wesen dort sitzen? Setze dich zu ihm und lausche der Stille … Wenn du es dort nicht vorfindest, warte alleine. Wiederhole die Meditation immer mal wieder. Versprochen, es wird auftauchen ;).
Lass deiner Intuition hier freie Hand. Alles, was du siehst, hörst und fühlst, darf sein! Verlasse den Flur, bevor du aus der Meditation raus gehst.

Yoga Übung

Ohr-Knie-Haltung: Komme aus dem Liegen heraus in die Kerze und lass dann deine Beine in Richtung Kopf sinken. Die Knie dürfen gebeugt werden.
Lege die Knie neben den Ohren oder – mit gestreckten Beinen – deine Fußspitzen hinter dem Kopf ab. Unterstütze deinen Rücken mit den Händen. Bitte **nicht** bei Nackenproblemen üben!

Unsere Hormone

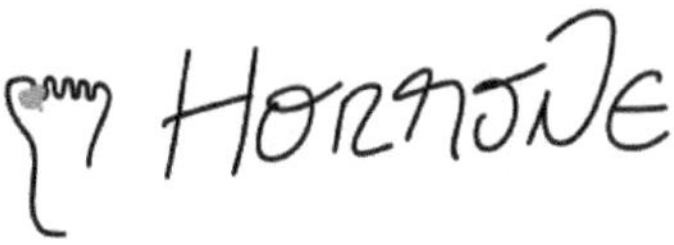

Prüfe mit deinem Herz die Botschaft, bevor du den Überbringer „köpfst“

„Sie haben Post!“

Unsere Hormone: Sie sind weder gelb, noch finden sie ihren Weg via Mail. Dennoch sind sie in unserer inneren Kommunikation federführend. Nicht nur das: Die kleinen Alleskönner, manch einer würde sie wahrscheinlich als „Biester“ betiteln – dazu später mehr – steuern unser Wachstum, unterstützen uns in Notsituationen, führen unser Haushaltsbuch, sorgen für Stabilität, wachen über unseren Naschvorrat und „last but not least“, sind sie *sehr* bedacht auf unseren Fortbestand. Eine richtig große Menge an Post, die geöffnet und gelesen werden möchte.

> Wenn du deine ganze wichtige Post ungeöffnet in die Schublade packst, ist dein Unverständnis - aus Sicht deines Körpers - sehr unverständlich …

Eine gesunde Kommunikation setzt klare Regeln, an die sich jeder hält, voraus.
Wäre generell und ursprünglich gedacht, kein Diskussionsthema für unseren Körper und somit wäre auch der Postweg unserer kleinen Workaholics barrierefrei. Finden wir den Fehler ;).
Das ist so eine Sache mit der Kommunikation in unserer gewiss nicht immer so ganz eindeutigen Welt. Allerdings ist unsere Deutung hier *nicht* die Crux, sondern wie wir damit innerlich und nach außen gespiegelt, umgehen. Für unseren Körper, der sich keine Zweideutigkeit erlauben möchte, wird dies eher zur Crux.
So ist er doch, aufgrund unserer Entwicklungsphasen, schon gut beschäftigt. Fühlt er sich durch unser kommunikatives Wirrwarr in seiner Konzentration gestört, wird das schnell auch unseren inneren Austausch auf „Small Talk“ begrenzen und die ein oder andere wirklich wichtige Nachricht durchrutschen lassen. Mag sein, dass hier der Spaß im Vordergrund steht. Unsere Hormone allerdings, sind aufgrund ihrer Aufgabe – die sie sehr ernst nehmen – eher spaßbefreit und können unseren Humor nur kurz teilen, bevor sie sich, wie oben bereits erwähnt, in kleine Biester und Spaßverderber verwandeln. Sich nicht verstanden zu fühlen und beunruhigende Ungleichgewichte bringen sie in ihrer Wut zum Kochen. Die daraus resultierende schlechte Laune und Ungeduld, die sich rasch auf uns überträgt, können wir dann kaum mehr kompensieren. Es bedarf keiner weiteren Erklärung, wie sich das in unserem Körper – eindeutig – widerspiegelt.
Versuchen wir die Quertreiber dennoch auszutricksen, können aus den zuvor noch händelbaren Biestern, ausgewachsene Monster werden. Hier dann einen externen Postdienst mit fremden Alleskönnern anzuheuern, ist eine Alternative … An der Stelle würde Goethes: *„Die ich rief, die Geister, Werd ich nun nicht los!“**4, eventuell für Verständnis sorgen ;).

Bevor wir uns Hilfe von Außen und vermeintlich identischen Postlern erhoffen, die eher durch künstliche Intelligenz glänzen, kitzeln wir unsere eigenen Monster zur Versöhnung aus den Füßen und nehmen es mit Humor ;) …

Über unsere Füße können wir einen bereinigenden Ausgleich schaffen und *die* Stille suchen, um die individuell richtige Kommunikation zu finden. Dies ist der Weg ohne Nischen für Monster.
Wir verstehen, dass ALLES untereinander in Kommunikation steht und WIR als Bindeglied dazwischen fungieren. In jedem Moment unseres Lebens werden wir mit Information konfrontiert und dürfen jederzeit entscheiden, was uns nährt und trägt, aber auch die Geister unserer Zeit zurück an ihren Platz pfeifen. Unsere eigenen kleinen Biester werden es uns danken und sich als Antwort in geduldige Zeitgenossen, die nun konstruktiv kommunizieren, zurückverwandeln.

Und ja, sie benötigen unser Verständnis und unsere Geduld in den Phasen, in denen sie maßlos gefordert und wiederum in den Phasen, in denen sie in einigen Bereichen in Rente geschickt werden. Auch hier gilt es, die Kündigungsschreiben zum einen und die Abschiedsbriefe zum anderen, sorgfältig zu lesen, sie friedlich anzunehmen und ihnen Verständnis und Geduld entgegenzubringen, um sie dann für uns richtig einzuordnen.

Meditation

Setze dich bequem, aber aufrecht, auf einen Stuhl oder ein Kissen. Schließe deine Augen, atme tief und ruhig. Nun stelle dir vor, du sitzt in einer Höhle an der Wand. Dir gegenüber sitzt der Mensch, der dich zurzeit am meisten triggert. Fange an, dich innerlich mit ihm zu unterhalten. Vertraue deinem Gefühl und fühle dich frei. Erlaube, dass sich der Groll in dir lösen darf und du das `Monster`, das zwischen euch steht, verstehst. Nicht falsch verstehen: Es geht hier um dich und *dein* Wissen um die Macht, die eine solche Situation über dich hat. Dann wird sich der Schatten verlagern und seine Kraft verlieren. Im besten Fall löst sich die Situation im Außen gleich mit ;).

Yoga Übung

Lege dich auf den Rücken und stelle deine Füße direkt hinter deinem Gesäß ab. Deine Hände liegen, mit den Handflächen nach unten, dicht neben dir. Nun rolle dich vom Gesäß aus, Wirbel für Wirbel nach oben in eine Schulterbrücke (soweit es dir angenehm ist). Atme tief ein und tief wieder aus, wenn du zurückrollst. Bleibe in deinen Schultern und im Nacken entspannt.

Unsere Mandeln

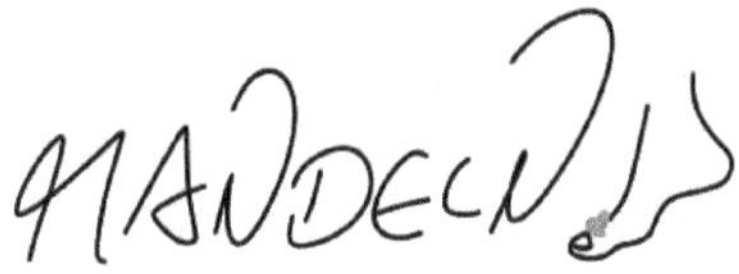

Unsere Freiheit entsteht aus der Balance von
Sicherheit **und** Unabhängigkeit

Hier wachen sehr aufmerksame und wenig bestechliche Diener unseres Sicherheitssystems über uns. Unsere Mandeln. Was an ihnen vorbei möchte, wird strengstens überprüft und durchleuchtet, um unsere innere Welt genauestens zu informieren oder – bei Gefahr – durch direktes Eingreifen zu befreien.
Nun, wie das so ist: Wer oder was im Hintergrund arbeitet, uns in vielerlei Hinsicht unterstützt und stets auf unsere Sicherheit bedacht ist, wird in unserer augenscheinlichen Welt, leider zu oft, kaum wahrgenommen. Schlimmer noch: Wir reizen die Toleranzgrenze unserer zwei besonnenen Helfer in vielfältiger Weise (aktiv oder passiv), bis aufs Äußerste aus, als gäbe es einen Preis für Wag-Halsigkeit. Die Warnsignale, die uns unsere Unachtsamkeit schmerzhaft spiegeln, können wir noch leicht schlucken und die anfängliche Enge mit allerlei Konsum, der einem Realitäts-Check auf Wert und Sinn wohl kaum standhalten würde, kompensieren. Das „nur“ beengende Gefühl wird sich durch unser weg-schlucken auf Dauer – sehr sicher – in einen brennenden und mit Nachdruck einengenden Schmerz wandeln, der nicht mehr zu schlucken ist.

Was uns folglich die Luft nimmt und uns nicht nur von unserer Sicherheit, sondern auch von unserer Unabhängigkeit, trennt. Ist *das* der Preis der Freiheit? Nein, würde ich behaupten – und die Frage umdrehen.

Einen Teil des Preises zahlt erstmal unser „Sicherheitsdienst“, der für den nun nötigen, kräfteraubenden Sicherheitscheck, erstmal alle „Türen“ dicht macht, bevor sich *mit ihm* jeglicher Schutz auflöst.

> Wenn wir unseren Schmerz schlucken, lösen wir uns mit ihm auf ...

Unser Verständnis von Sicherheit und Unabhängigkeit (verbunden durch das Gefühl von Freiheit), was maßgeblich auch unser Realitätsbewusstsein und unsere Phantasie mitbestimmt, wird bereits von frühester Kindheit an geprägt. Dies ist eine Zeit, in der auch unsere Mandeln GROß über uns wachen und mit dem ein oder anderen, was unser Heranwachsen mit sich bringt, überfordert sind. Im späteren Verlauf unserer Entwicklung ziehen sie sich, mehr oder weniger derangiert, etwas zurück und bitten uns in eine **eigenverantwortliche** Position … Wodurch eine unendliche Geschichte, die wesentlich weiter als unser Kapitel-Beginn zurückreicht, durch uns weiter lebt und sich – sehr sicher – nach dem Happy End sehnt.

Ich entzerre kurz mit ein paar Zeilen aus meinem Lieblingsbuch:

„Indem du den Weg der Wünsche gehst, von einem zum andern und bis zum letzten. Der wird dich zu deinem Wahren Willen führen.“ […] „Es ist von allen Wegen der gefährlichste, […] „er erfordert höchste Wahrhaftigkeit und Aufmerksamkeit, denn auf keinem anderen Weg ist es so leicht, sich endgültig zu verirren.“

*Aus „Die unendliche Geschichte“ von Michael Ende *5*

Da wir die „Glücks“-Drachen, als hilfreiche Begleiter auf unserem Weg und für unsere wahren Lebens-Wünsche meist übersehen, werden wir oft schon an der fehlenden Balance von Nestflucht & Nestsuche schwer zu tragen haben.

Diese fehlende Balance zeigt sich deutlich in unserer wenig gereiften Freiheitsliebe und den kaum halt-baren Wünschen.
Zudem schwanken wir zwischen unseren Ängsten, Hoffnungen, Schuldgefühlen, Überforderungen und innerlichen Begrenzungen. Was uns letztendlich gefühlt wenig sicher und noch viel weniger frei sein lässt. Ohne dies alles zu hinterfragen irren wir mehr oder weniger umher, mit dem Gefühl, dass wir eingekreist sind.
Hierdurch wird schnell klar, wieso Drachen, aus menschlicher Sicht, so gar nicht ungefährlich sind, diese Geschichte unendlich scheint und „Phantásien“ sehr, sehr … weit weg ist.

> Sind wir auf unserer Welt wirklich angekommen?

Fragen wir unsere Füße, als wertvolle Erden-Begleiter, bevor wir das Universum mit unserem formlosen Wunschdenken belästigen, sich unser Sicherheitsdienst auflöst oder entfernt wird und wir an den Wünschen unseres inneren Wesens mit Sicherheit vorbei „manifestieren“ …

Fürs Erste nimmt eine Fußmassage den „Zündstoff“ und die Alarmstufe Rot aus unserem System und fordert unseren Rückzug aus so manch gewohnter Umgebung, mit wenig förderlichen Einflüssen. Dies zu schlucken und das Formulieren eigener Grenzen, ist gewiss nicht leicht, verspricht aber durch die neue Ausrichtung, den realen Blick auf uns selbst. Dies wiederum schärft auch unseren unabhängigen

Blick für ein gesundes Miteinander und die daraus resultierende, kollektive Verantwortung.
Nicht zuletzt kultivieren wir eine Toleranz, die den eigenen „Tellerrand“ weise überblickt. Commitment ist dann weit mehr als ein „lässiges“ Wort und wird bewusst gewünscht – zum Status Quo. So wird sich vieles für (und in) uns selbst und auch im Außen harmonisieren, was uns wiederum hilft, eine „innen wie außen“ -Haltung zu etablieren.

> Freiheit und Sicherheit sind unsere sensibelsten Themen … Entschlüsseln wir dieses Welten-Rätsel. Unabhängig - tief in uns und ausschließlich mit uns!

Vielleicht sind es ja gerade die gefürchteten Drachen, die unser inneres Wesen in unbekannte Höhen und nicht geglaubte Tiefen entführen und uns die sichere Balance unseres Freiheitsgefühls zurückbringen. Dann gewinnen wir eine Freiheit, die es uns ermöglicht, unseren Wünschen zu folgen, ohne dass wir den Boden unter den Füßen verlieren oder unsere Phantasie verraten müssen.

Ach so, der Glücksdrache: Der macht es sich mit unseren Mandeln (die wir fast vergessen hätten ;)) bei einem „guten Schluck“ gemütlich, da nun niemand mehr um seine Sicherheit fürchten muss.

… alles Übrige überlasse ich nun wirklich eurer Phantasie ;).

Meditation & Yoga Übung

Setze dich im Schneidersitz auf den Boden oder (mit den Füßen auf dem Boden) auf einen Stuhl. Schließe deine Augen und lege deine Hände auf deinen Bauch. Konzentriere dich aber auf deinen Hals.
Nun stelle dir innerlich drei Fragen:

1. Fühle ich mich unabhängig?
2. Fühle ich mich frei?
3. Fühle ich mich sicher?

Achte dabei auf deinen Hals. Wenn du die Antworten fühlst oder innerlich wahrnimmst, lege (vor deinem inneren Auge) Frage eins und Frage drei auf eine Wippe. Nun sei ganz auf deinen Hals fokussiert und schau, wo dein Ungleichgewicht ist.

Frage dich nun: „Was fehlt mir für meine … (setze hier dein Ungleichgewicht ein)?“.

Diese Meditation oder Übung kannst du immer wieder neu nach deiner Intuition gestalten. Dies ist nur eine kleine Hilfestellung für deinen Einstieg in die Welt *deiner* „Glücksdrachen“ und Phantasie.

Ach ja … In unserer `Mitte` gilt es, frei zu sein ;)

Unsere Lymphe

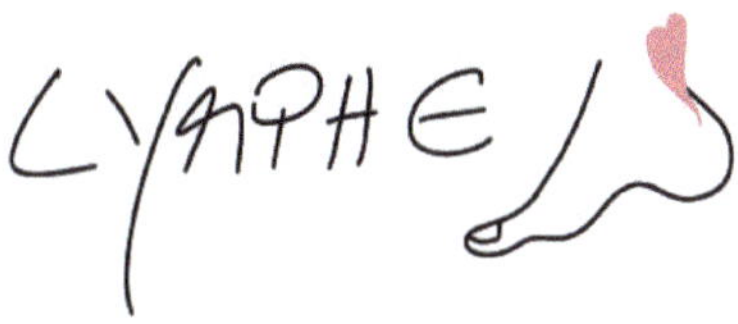

Die Balance von Geben und Nehmen

Lymphe: Lateinisch *lympha,* „klares Wasser“

Unsere Lymphe *ist* – wie das Leben selbst – immer im Fluss. Sie bewegt, kommuniziert, gibt und nimmt. Für uns ist dies eine Einladung, bewusst und in jedem Moment unseres Lebens, mitzufließen. Dieses Angebot besteht ein Leben lang. Ein IST-Zustand, den es zu verstehen gilt.

> Das Leben bewegt uns stetig – mit oder ohne unserem Dazutun …

Machen wir einen kurzen Sprung in eine Pferdeherde. Diese feinsinnigen Geschöpfe bewegen sich zu Vielen, in hoher Geschwindigkeit und kommunizieren jeden Moment ihres Daseins. Ohne den Hauch einer Berührung gelingt es ihnen, rasend schnell die Richtung zu wechseln. Wieso ist das so? Ihr Fluchtinstinkt hält sie ausschließlich im Hier und Jetzt. Die Bereitschaft zum Mit-Fließen und die feine, aber klare Kommunikation untereinander, lässt sie als starke, geschützte Einheit reagieren und agieren.

Dies entspricht dem Wunsch unseres lymphatischen Systems an uns, den es in vielerlei Hinsicht zu erfüllen gilt. Da wir aber meist mit dem IST-Zustand unzufrieden sind, schicken wir unseren Geist vorneweg in die gewünschte Zukunft. Wir kommunizieren unklar und leben Einheit weder in uns, noch im Außen. Erfüllung geht anders, zumindest aus Sicht unserer Lymphe.

> Die Sache mit dem Fluchtinstinkt: Ist so eine Sache ;)

Dennoch hält die Lymphe uns tapfer im Lebensfluss und bleibt zuversichtlich, dass sich der ein oder andere Knoten damit lösen wird. Schwimmen wir, unbeachtet der Knotenpunkte weiter und halten, entgegen unseres inneren Lebensstroms, an gewohnter Richtung fest, wird das auch unsere Lymphe ins Stocken bringen, um unser Ertrinken zu verhindern. Es liegt nun ganz klar an unserer Entscheidung und Klarheit, den Fokus auf unsere innere Strömung – und auf das, was uns ins Stocken geraten lässt – zu lenken.
Denn im Gegensatz zu unseren vierhufigen Freunden, die genügsam und geduldig weiterwandern, werden wir, wenn wir auf dem „Trockenen sitzen“, sehr rasch unleidig und ungeduldig.

> Die Flucht ans Wasser stillt nicht immer unseren Durst …

Fragen wir unsere Füße, die evolutionsbedingt ihre Schwimmhäute verloren haben, um Rat, wie wir unser fehlgeleitetes Fließen im Leben, in erfüllende Bahnen lenken können …

Es braucht viel Ruhe und Mut, um den inneren Bewegungen nachzuspüren und lieb gewonnene Gewohnheiten für eine „neue" Richtung zu lösen. Dann suchen wir ganz natürlich nach dem Gleichgewicht von „Geben & Nehmen", „Halten & Lösen" und „Stille & Bewegung". Im Einklang mit uns selbst lernen wir, welchen Strömungen wir vertrauen können, um so ein authentisches Verbunden-Sein zu leben. Verknüpfen wir so, auf nährende und schöpferische Weise, unser Selbst mit der Außenwelt, muss niemand mehr auf dem Trockenen sitzen.

Meditation

Stelle dich entspannt hin und schließe deine Augen. Stelle die Füße hüftbreit und halte deine Arme locker und dicht am Körper.
Nun stelle dir vor, dass du mit dem Einatmen deinen Brustbereich mit frischer Energie füllst und mit dem Ausatmen über die Schultern entspannst. Drei bis fünf Atemzüge. Entlasse innerlich hierbei alles, was stört, hemmt und dich ängstigt.
Dann hebe deine Arme, wie in dem Märchen „Die Sterntaler“ und lasse alles zu dir fließen, was du für den Augenblick benötigst. Der Phantasie sind hier keine Grenzen gesetzt.
Halte kurz inne und gib dann innerlich wieder etwas ab. Zum Beispiel: Glück, Licht, Stärke. Gleich was und für wen auch immer es dir in den Sinn kommt. Wenn es dir ein Lächeln ins Gesicht zaubert, hast du alles richtig gemacht ;).

Yoga Übung

Da alle Yogaübungen dafür gedacht sind, uns ins Fließen zu bringen, hänge ich noch eine Körpermeditation an.
Lege dich entspannt auf deine Matte. Der Untergrund darf auch weich sein. Nun stelle dir vor, du liegst im flachen Wasser. Vertraue, es braucht etwas Zeit. Dann gehe ganz feinfühlig durch deinen Körper und fühle, wie die „Prinzessin auf der Erbse“, wo es drückt oder sich ganz einfach ungut anfühlt. Lass es dort mit dem Ausatmen und der Bewegung des Wassers unter dir, weich werden.

Mit diesem letzten „Stupser“ ins Bewusstsein, beschließe ich nun die spannende Reise `mit` unserem Körper und bitte zu bedenken …

„Man kann ein Pferd zum Wasser führen, trinken muss es selbst!“
Amerikanisches Sprichwort

Mir bleibt die Hoffnung, dass jetzt niemand das Gefühl hat, in „einen sauren Apfel gebissen zu haben“ und wie Schneewittchen – aber frei gewählt – in den `Schlaf` (zurück) fällt ;) …

Sinn und Praxis

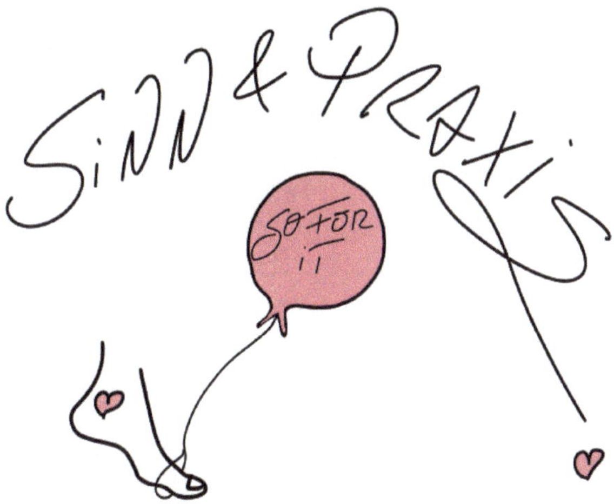

Dein Leben ist sinn-voll wenn du `dich` in deinem `Tun` & `Sein` gleichermaßen ausdrücken kannst …

Nach diesem Buch

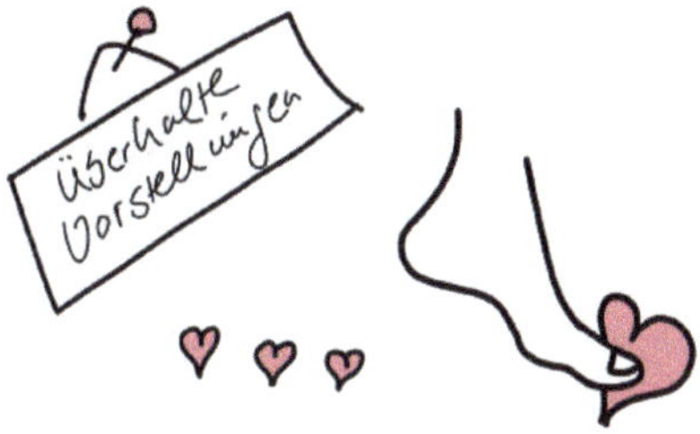

Das Leben ist weder Punkt noch Komma; setze deine eigenen `Semikolons`

Wenn wir unserer Körperintelligenz vertrauen lernen und uns unserem inneren Wesen `neugierig` zuwenden, lernen wir eine Seite des Lebens kennen, die keiner Wertung bedarf. Wir erkennen unseren Facettenreichtum und den unseres Gegenübers.
Unsere Kehrtwende nimmt unseren konditionierten Wertungen den Raum und dadurch auch so mancher Lifestyle-Begrifflichkeit die Sinnhaftigkeit. Von einer ethisch vertretbaren Ebene aus betrachtet, müssen wir dann nicht mehr das Frauenbild oder Männerdasein korrigieren, `politisch` korrekt agieren, dem ein oder anderen entsprechen, an dies oder jenes glauben und und und … Alles darf, nichts muss. Wir erkennen in jedem sein ureigenes und nicht kopierbares Wesen.

Wir sind die Balance. Ist das verstanden, wird der Satz: „Das geht mich nichts an!“, ganz leise in uns. Erst wenn er in uns allen verstummt, wird es ganzheitliche Wandlung geben.

> Ich hoffe, mit diesem Buch einen Teil zu unserer Balance beitragen zu können und in jedem die Hoffnung zu wecken, dass es erst dann dunkel wird, wenn der Letzte das Licht löscht …

Leben ist vergleichbar mit dem Tanz auf dem Hochseil: Bevor die Balance gefunden ist, darf es ordentlich wackeln. Möge dich mein Buch „durch-wackeln“ und dir zugleich Netz und „doppelter Boden“ sein.

Mit diesem Zirkus-Bild verabschiede ich mich aus meiner „Manege“ der Buchstaben und euch – in die Welt der Füße …

Auf bald … eure Claudia 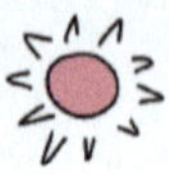

Deine **Fußmassage**

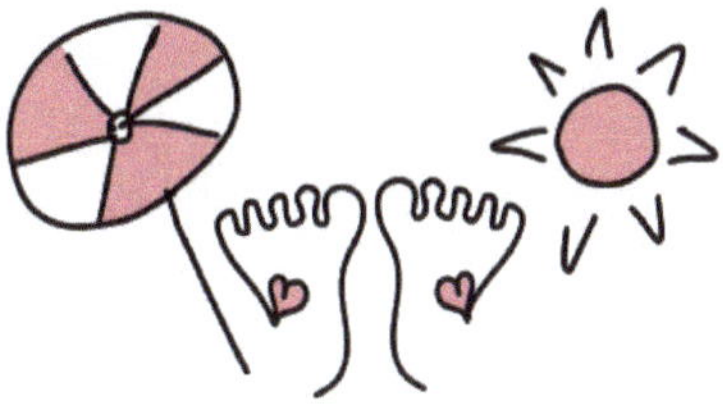

Wenn wir unseren Körper nur benutzen **statt** nutzen, **ist das ein Indiz dafür, dass wir nicht wirklich in unserem Körper wohnen, sondern neben uns stehen!**

Jeder kleinste Teil unseres Körpers spiegelt uns in vielerlei Hinsicht, unser Wohlbefinden wider.
Wenn du unruhig bist, dich aus dir herausgezerrt fühlst und irgendwie neben dir stehst: Nimm deine Füße in die Hände. Fühle die Ruhe und Entspannung, die dir das gibt. In diesem kurzen Moment, der dich über deine Füße zu dir selbst führt, lässt du mit deinem Körper von allem anderen ab.

Jedes Organ trägt Seele in sich. Die Seele kennt weder Gedanken noch besitzt sie die Fähigkeit, diese zu verarbeiten. Hier wird deutlich, wie wichtig unser Zugang zu unserer Gefühlswelt ist. Diese wichtigen Berührungs-Punkte führen uns zu unserem inneren Wesen – dem Ausdruck unserer Seele.

Ganzheitliche Fußmassage bedeutet für mich: Dem Körper zu-zuhören, um den Weg von unseren Gedanken zu unserem inneren Wesen zu überbrücken.
Diese Gefühlsbrücke ist es, die uns einen wahrhaftigen Austausch mit uns selbst ermöglicht.

Dieses Buch dient – im gefühlten und praktischen Sinne – einer ersten Annäherung (mit der Selbstmassage) an dich selbst. Es geht mir hier weder um Perfektion noch um eine genaue Anleitung. Aus diesem Grund sind die Körperzonen, die in den Bildern (im Anhang des Buches) eingezeichnet sind, sehr reduziert und einfach gehalten. Bleib spielerisch im Umgang, so wie das Buch selbst. Fühle aber dennoch bei jeder Zone, die du massierst, in dich hinein und nimm mit dem jeweilig zugehörigen Organ Kontakt auf. Falls du gefühlt wenig Resonanz empfängst, keine Sorge. Wenn du dich bei einem Freund ewig nicht gemeldet hast, wird er dich eventuell auch erstmal schmoren lassen und dir nicht sofort wieder Tür und Tor öffnen ;). Hab Geduld. Dein Körper wird dir, von Mal zu Mal, dein Ihm-Zugewandt-Sein, deutlicher beantworten. Massiere bitte in die angegebene Richtung (siehe Bilder im Anhang des Buches). Überlasse deinem Gefühl die Festigkeit und Dauer. Nach und nach wird sich deine Intuition mit einklinken. Wenn du durch ein wenig Übung an Sicherheit gewinnst, kannst du auch deinen Lieben mit einer Fußmassage etwas Gutes tun.

Es gibt natürlich unterschiedliche Ausrichtungen und Überlieferungen der Fußmassage. Erste Aufzeichnungen stammen aus Grabmälern in Ägypten und sind älter als 5000 Jahre.
Meine Ausbildung durfte ich bei sehr verantwortungsvollen Menschen absolvieren, die nach der Methode von Dr. William Fitzgerald (1872-1942) und Eunice D. Ingham (1889-1974) lehrten. Dr. Fitzgerald zog sein Wissen und seine Methode aus indianischen Überlieferungen und jahrelangen Beobachtungen.
Er schuf damit die Grundlagen der modernen Fußreflexzonenmassage, die Eunice D. Ingham weiterentwickelte.

Auf dieser Basis konnte ich mein Wissen 20 Jahre lang verfeinern und erweitern und die Methode der „Ganzheitlichen Fußmassage“ entwickeln, die ich nun wiederum an andere Menschen weitergeben darf.

Wenn du dieses Buch gelesen hast, wirst du über deine Füße recht schnell ein Gefühl für dich und deine Bedürfnisse entwickeln. Starte deine eigene Reise zu deinen Füßen und eventuell zu neuen `Pfaden`. Beginne und schließe deine Massage aber bitte immer mit deinem Erdungspunkt (siehe Bilder), ganz gleich, ob du dich selbst oder einen deiner Lieben massierst.

Möchtest du `tiefer` in die Welt der Füße eintauchen, scheue dich nicht, einen Workshop oder eine Ausbildung zu absolvieren.

Auf die Füße

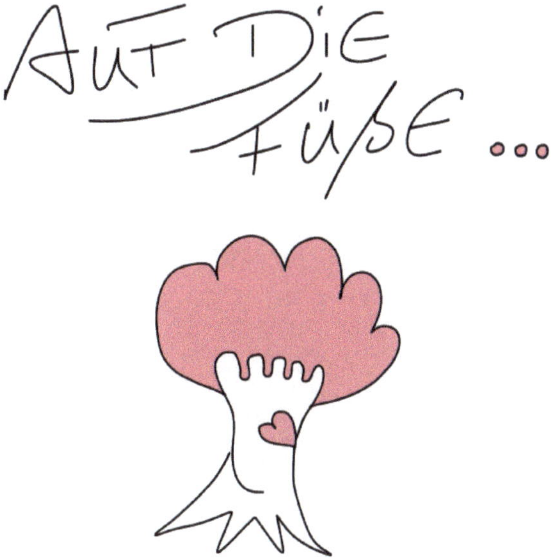

Deine Balance im Leben bedingt den Mut für deine Tiefe und die Freude an deiner Größe ...

Vor der Massage auf ein Wort

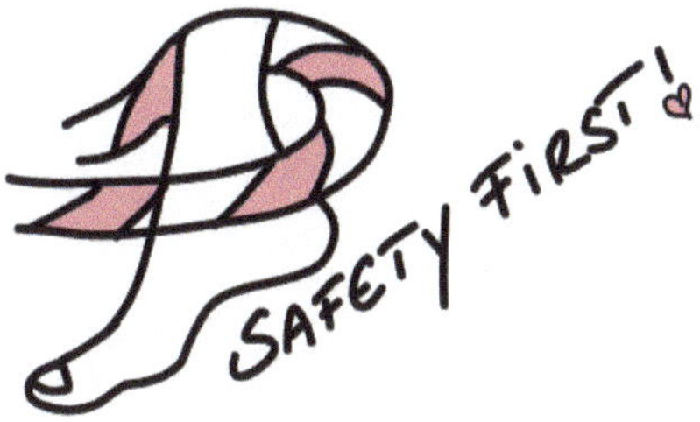

Die Welt ist rund, wir sind es nicht! `Oben` **und** `Unten` **ist gesetzt. Fangen wir bei unseren Füßen an, um in dieser runden** `Welt` **einen sicheren** `Stand` **zu finden.**

Mir ist es ein besonderes Anliegen, sicherzustellen, dass dein Start in die `Welt` der Füße auch wirklich sicher ist!
Wenn bei dir oder deinem Gegenüber Fieber oder entzündliche Prozesse im Körper aktiv sind, gilt es, diese erst in Ruhe ausheilen zu lassen. Bei Venenleiden, Thrombosen und psychischen Leiden, solltest du dich vorab mit einem Therapeuten beraten. In der Schwangerschaft ist ebenso Vorsicht geboten.

Über die Füße bist du nicht nur dir (in der Selbstmassage), sondern auch deinem Gegenüber (wenn du massierst), sehr `nah`. Diese `Nähe` kann sehr heilsam sein, wenn man das möchte.
Gibt es `Unstimmigkeiten` in dir oder zwischen euch, kann eine Fußmassage ausgleichend, aber auch sehr herausfordernd wirken.

Es heißt oft: „In deinem eigenen System kannst du mit der Selbstmassage keine Heilung anstoßen." … Ist das wirklich so? Finde es einfach selbst heraus …

Nach dem Wort ist vor der Massage. Tief durchatmen und nun aber mal ran an die Füße ;)!

Fuß - Oberseite

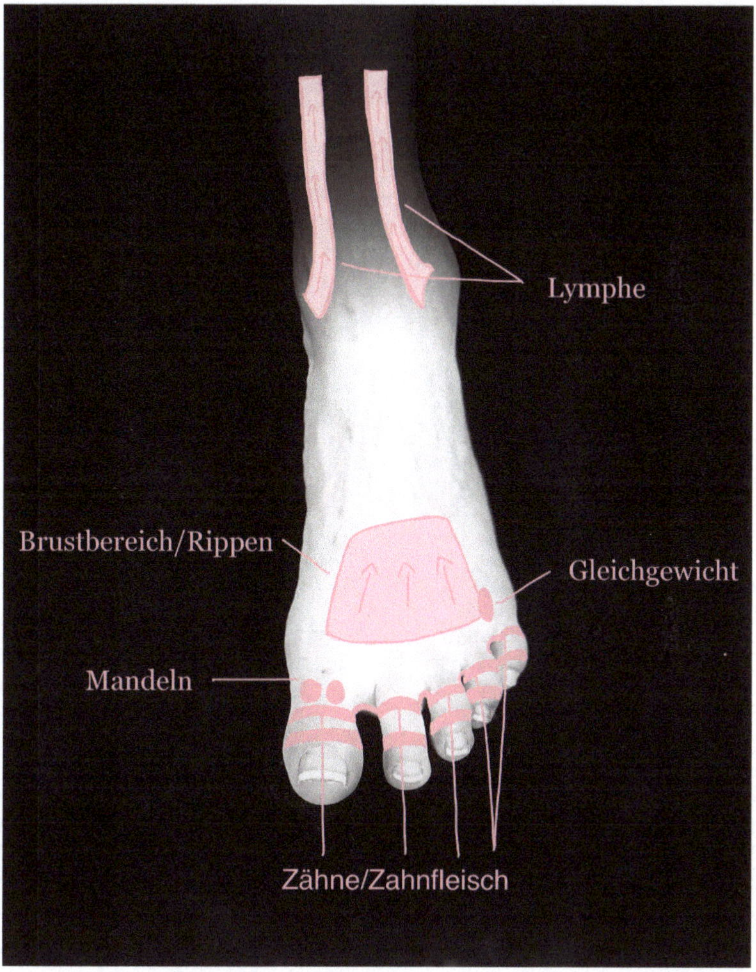

Bild eigene Darstellung

Rechter Fuß

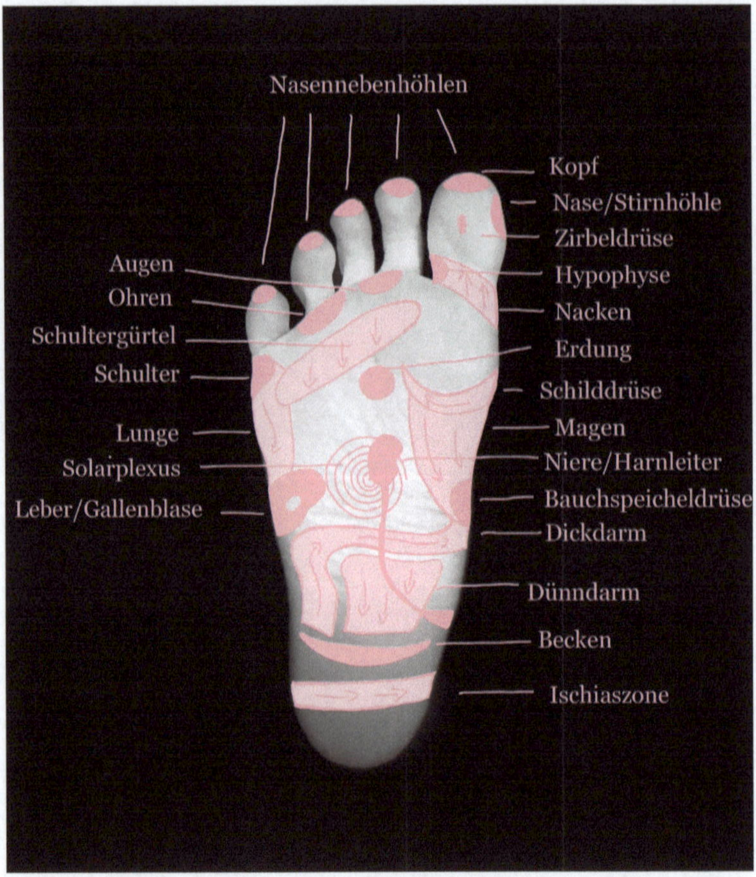

Bild eigene Darstellung

Linker Fuß

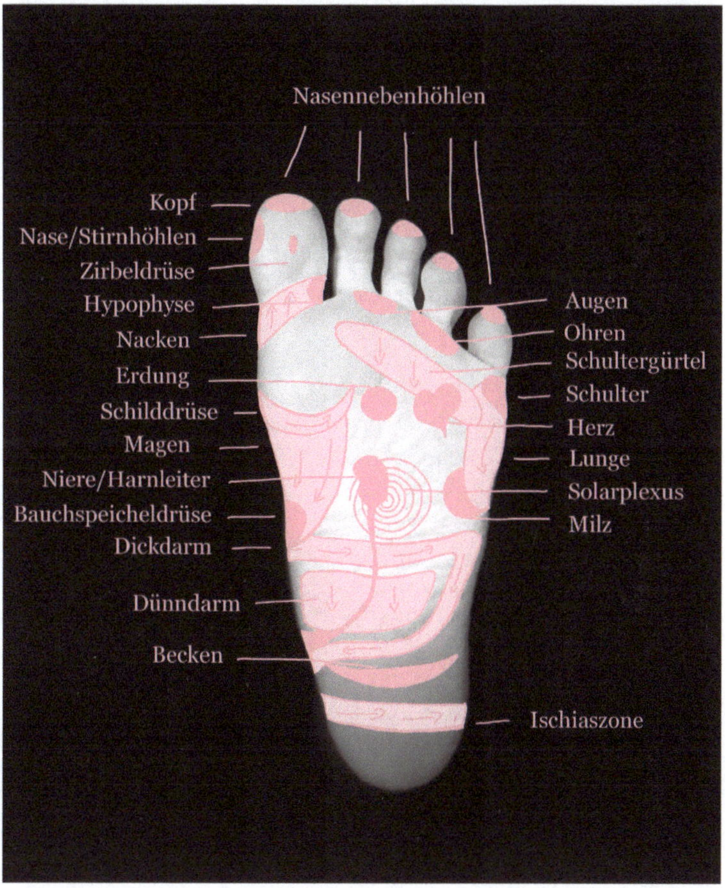

Bild eigene Darstellung

Fuß - Außenseite

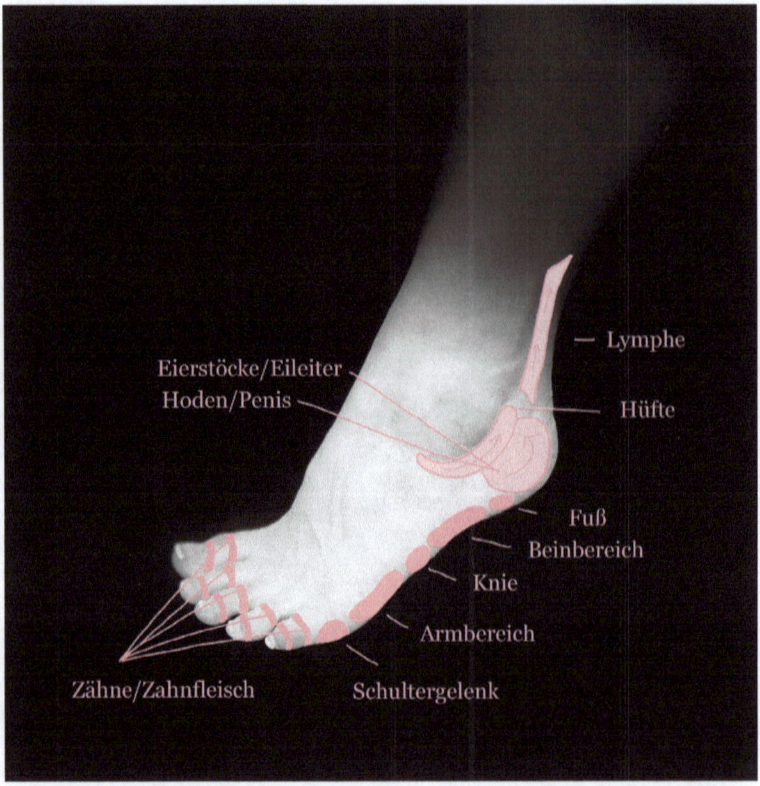

Bild eigene Darstellung

Fuß - Innenseite

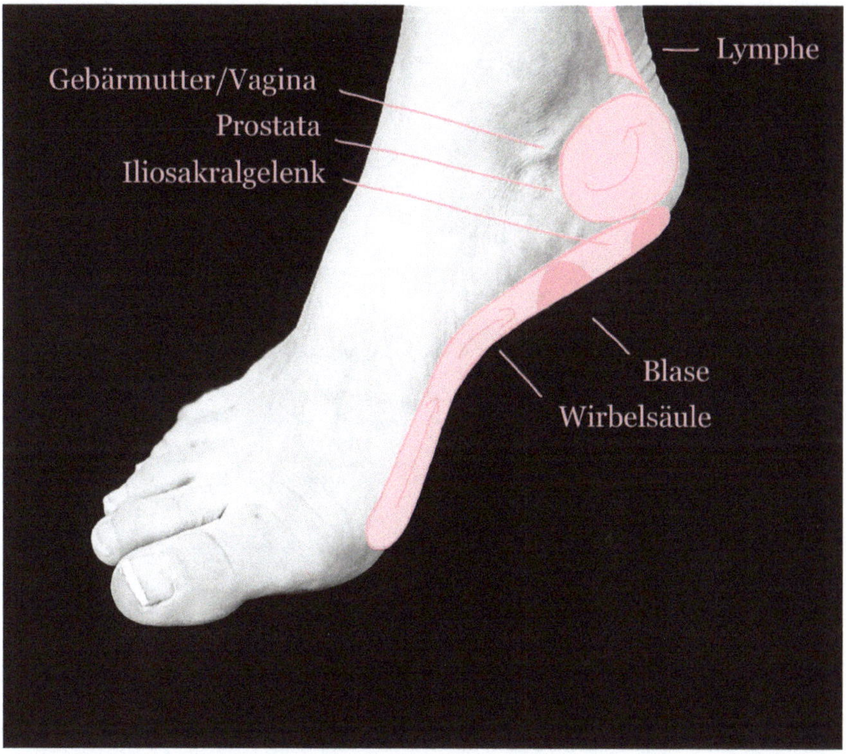

Bild eigene Darstellung

Heilung ist der Weg,
den unser
inneres Wesen erkennt,
unser Kopf entscheidet
und unser
Körper mit uns geht …

That‘s me

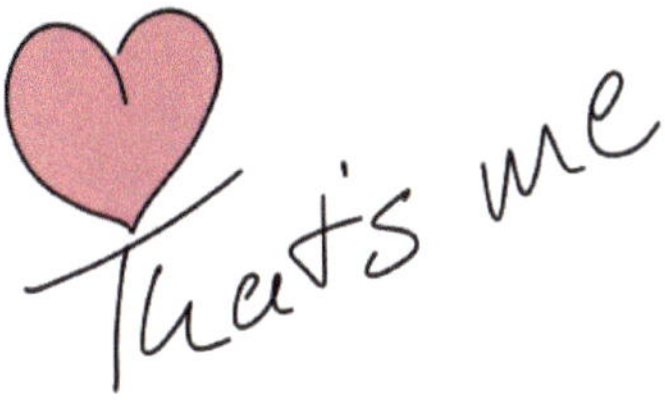

…

Ich habe schon früh die Verbindung zwischen den Dingen – und, dass uns diese mehr mit unserem inneren Wesen verbindet, als zumeist angenommen – wahrgenommen. So wirklich greifbar für mich wurde dies durch die Arbeit mit Menschen. In allen Farben sichtbar, in meiner Kunst. Erklärbar, durch mein Schreiben.

Meine Aufgabe: Die Bereitschaft fördern, dem Leben mehr Verstehen zu schenken. Klingt banal, ist es aber nicht ;). Der Körper ist hierbei ein wunderbarer Kompass. Viel-Schichtig und in mehrfacher Hinsicht.

Mein Glaube: Lebensqualität entsteht durch ein authentisches Gefühl für uns selbst, das wir ausschließlich in uns und durch uns entwickeln können – und dürfen. Meinem Verständnis nach, können wir es nicht künstlich im Außen kreieren.

Mein Lebensmotto: „Augen auf und mitten durchgefühlt…!“. In jedem lebendigen Prozess sind die Umstände, Körpersymptome und Gefühle unsere verbindenden Lebens-Anker – an die ursächliche Verbindung.

Mein Wunsch: Viele nachhaltige Begegnungen durch die Welt der Buchstaben. Eine sinnvolle Brücke für eine kraftvolle Veränderung in uns selbst. Dann hat das Warten auf „leichtere Zeiten“ ein Ende.

Meine Hoffnung: Eine Welt, in der unser inneres Wesen leuchten darf! In der wir unseren Blick auf das Wesentliche lenken und somit manch überflüssigen äußeren Schein ins rechte Licht rücken.

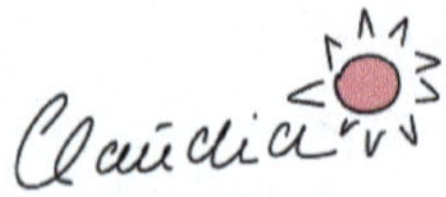

claudia-berninger.de

Danke ist schnell gesagt **...**

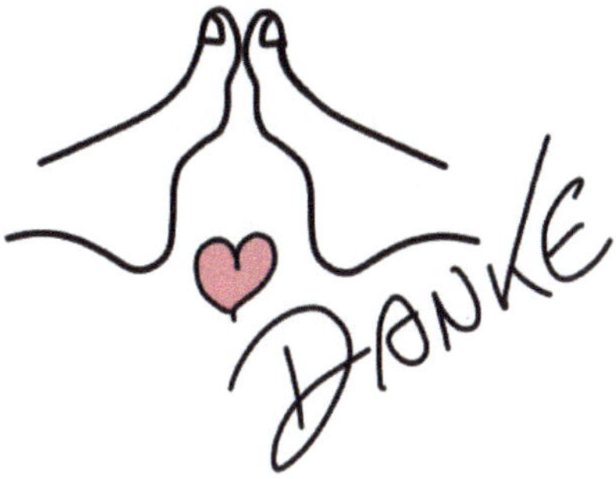

Das wertvollste Dankeschön ist die Nachhaltigkeit deiner Hilfe!

Ich sage DANKE!

All jenen, die mich –bewusst oder unbewusst – bei meinem Herzens-Projekt unterstützt haben.

Quellenverzeichnis

***1** *Michael Ende (12.11.1929 - 28.8.1995)*
Auszug aus dem Buch „Die unendliche Geschichte“ (Seite 426)
1979 Erstveröffentlichung

***2** *Johann Wolfgang von Goethe (28.8.1749-22.3.1832)*
Bühnenwerk „Faust“ (Vers 1410-1412)
1887 Erstveröffentlichung

***3** *Klaus Volkamer (21.1.1939-16.3.2022)*
Das Experiment „Spuk im Blut des Menschen“

***4** *Johann Wolfgang von Goethe*
Zitat aus der Ballade „Der Zauberlehrling“ (Vers 101-102)
Entstanden 1797 - Veröffentlicht 1798

***5** *Michael Ende (12.11.1929 - 28.8.1995)*
Auszug aus dem Buch „Die unendliche Geschichte“ (Seite 228)
1979 Erstveröffentlichung

Bibliographische Informationen der Deutsche Nationalbibliothek. Die deutsche Nationalbibliothek verzeichnet diese Publikation in der deutschen Nationalbibliographie, detaillierte bibliographische Daten sind im Internet über dnb.dnb.de abrufbar.

Impressum

Praxis Lebenskunst
Claudia Berninger
Hauptstraße 7
83329 Waging am See

Fragen und Anregung?

claudia-berninger.de

Printed in Poland
by Amazon Fulfillment
Poland Sp. z o.o., Wrocław

35617302R00128